Mit freundlichen Empfehlungen

Thomae
Dr. Karl Thomae GmbH
Biberach an der Riss

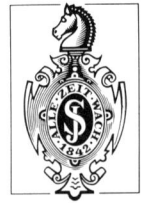

M. Marshall

Praktische Doppler-Sonographie

Mit 81 Abbildungen in 127 Einzeldarstellungen

Springer-Verlag
Berlin Heidelberg New York Tokyo 1984

Prof. Dr. med. Markward Marshall
Institut und Poliklinik für Arbeitsmedizin
der Universität München
Ziemssenstraße 1, 8000 München 2

ISBN 3-540-12383-0 Springer-Verlag Berlin Heidelberg New York Tokyo
ISBN 0-387-12383-0 Springer-Verlag New York Heidelberg Berlin Tokyo

CIP-Kurztitelaufnahme der Deutschen Bibliothek
Marshall, Markward: Praktische Doppler-Sonographie / M. Marshall. – Berlin; Heidelberg; New York; Tokyo: Springer, 1984.
ISBN 3-540-12383-0 (Berlin Heidelberg New York Tokyo)
ISBN 0-387-12383-0 (New York Heidelberg Berlin Tokyo)

Satz u. Bindearbeiten: G. Appl, Wemding, Druck: aprinta, Wemding
2121/3140-5432

Vorwort

Die Kreislauferkrankungen zeigen in unserem Land eine außerordentlich hohe Morbidität und die höchste Mortalität. Daneben sind sie heute die weitaus häufigste Ursache einer Frühinvalidität. Daraus ergibt sich die Forderung nach einer ungefährlichen, raschen, zuverlässigen Primärdiagnostik mit optimaler Kosten-Nutzen-Relation in der Hand der niedergelassenen Ärzte und der Kliniker.

Diese Forderung kann inzwischen durch die Ultraschall-Doppler-Methode erfüllt werden. Sie hat sich als vielseitigste und kostengünstigste angiologische Untersuchungsmethode erwiesen. Durch entsprechende Gebührenordnungsziffern wurde ihrer Bedeutung neuerdings auch „offiziell" Rechnung getragen, so daß diese Methode nun breitesten Eingang in die praktische Anwendung finden sollte. Daß diese Anwendung auch qualifiziert geschieht, dazu möchte dieses Buch Hilfestellung leisten.

Dieses Buch baut auf den Erfahrungen aus einer großen poliklinischen angiologischen Ambulanz auf und soll praxisbezogen die Ultraschall-Doppler-Methode in ihrer Bedeutung zur Untersuchung des gesamten – arteriellen und venösen – Kreislaufsystems darstellen. Es wendet sich daher an jeden angiologisch interessierten Arzt.

Herrn Prof. Dr. Hans Hess, einer vorbildlichen Arztpersönlichkeit und einem brillanten Angiologen, der den Wert der Ultraschall-Doppler-Methode frühzeitig erkannt hat, sei dieses Buch zum 65. Geburtstag in Verehrung gewidmet.

Inhaltsverzeichnis

1 Allgemeine Vorbemerkung und Einleitung

Von einer aufregenden, geheimnisvollen Neuentdeckung hat sich die diagnostische Anwendung des Ultraschalls – und nicht zuletzt der Ultraschall-Doppler-Technik – zu einem wertvollen Werkzeug in der täglichen Praxis entwickelt.

Dennoch ist die ursprüngliche Faszination, wie sie von wichtigen neuen Entdeckungen oft ausgeht, noch keineswegs verflogen. Diese im Grunde einfache Untersuchungsmethode führt zu immer neuen Anwendungen und Erkenntnissen, woran die stürmischen Fortschritte in der Gerätetechnik wesentlichen Anteil haben.

Diese ganze Entwicklung ist noch keineswegs abgeschlossen. Im Gegenteil, wir stehen nicht am Anfang vom Ende, sondern erst am Ende vom Anfang. Am „Ende vom Anfang" bedeutet aber auch, daß diese Methoden nun breitesten Eingang in die praktische Anwendung finden müssen.

Die *Ultraschall-Doppler-Untersuchung* ist eine gefahrlose, wenig zeitaufwendige Methode, die relativ leicht erlernt werden kann und gut reproduzierbare Ergebnisse mit hohem Aussagewert liefert. Unter den einfachen, nicht invasiven, apparativen Methoden in der Angiologie gilt sie heute allgemein als diejenige, die für Klinik und Praxis am besten geeignet ist, da sie die preisgünstigste und vielseitigste angiologische Untersuchungsmethode ist. Sie geht auf Satomura u. Kaneko (1960) und Franklin et al. (1961) zurück.

Dieses Buch soll eine rasche und konzentrierte Einarbeitung in die Ultraschall-Doppler-Methode ermöglichen. Aus diesem Grund wurde bewußt die Darstellung durch einen Autor gewählt, um Wiederholungen zu vermeiden und einen konsequenten, einheitlichen Aufbau zu erreichen. Es beruht auf den Erfahrungen aus regelmäßigen Ultraschall-Doppler-Fortbildungsveranstaltungen, die vom Autor seit 1978 organisiert und durchgeführt werden.

Die Schwerpunkte wurden so gesetzt, wie sie sich aus der langjährigen Tätigkeit in einer großen poliklinischen Kreislaufambulanz ergeben hatten. Alle Fallbeispiele sind eigene Untersuchungen, die gegebenenfalls durch Kontrolluntersuchungen und geeignete Referenzmethoden – oft durch die Angiographie – diagnostisch abgeklärt wurden. Statistische Angaben sind Mittelwerte, die auf der Zusammenfassung der eigenen Ergebnisse und Daten aus größeren Literaturstudien beruhen.

Dieses Buch stellt die Ultraschall-Doppler-Methode in ihrer Bedeutung zur Untersuchung des *gesamten* peripheren Kreislaufs dar, nicht als Spezialität eines Spezialfachs. Es wendet sich daher an jeden angiologisch interessierten Arzt, sei er Allgemeinarzt, Internist, Neurologe, Chirurg, Orthopäde, Ophthalmologe u.a. Kardiologische Befunde und Untersuchungsmöglichkeiten werden nur insoweit angesprochen, wie sie für den Nichtspezialisten von Bedeutung sind.

Wichtige Abkürzungen

AVK   arterielle Verschlußkrankheit
cw   continous wave (kontinuierliche Ultraschallaussendung im Gegensatz
       zur gepulsten bei den bildgebenden Ultraschallverfahren)
HTG   Hämotachygramm
USD   Ultraschall-Doppler

1.1 Zur Bedeutung der Herz-Kreislauf-Erkrankungen

Die thromboembolischen und degenerativen Herz-Kreislauf-Erkrankungen
machen bei uns über 50% der Gesamtmortalität aus. Allein an Herzinfarkten
versterben z. Z. über 83 000 Menschen pro Jahr mit bislang eher steigender Ten-
denz, und an Lungenembolien etwa 25 000.

Etwa 2% der 35- bis 44jährigen und 6% der 45- bis 54jährigen Männer haben
eine periphere arterielle Verschlußkrankheit.

Die durchschnittliche Prävalenz an peripheren Venenveränderungen bei der
Bevölkerung über 15 Jahre beträgt etwa 70%. In Westdeutschland soll es rund
1 Million Patienten mit postthrombotischem Syndrom geben. In einem allge-
meininternistischen Sektionsgut liegt die Häufigkeit der tiefen Venenthrombose
zwischen 40% und 60%, die Prävalenz an Lungenembolien zwischen 15% und
20%.

Die Herz-Kreislauf-Erkrankungen sind mit über 40% die weitaus häufigste
Ursache für eine Frühinvalidität. So haben über 50% der Schlaganfallpatienten
das 65. Lebensjahr noch nicht erreicht und waren noch berufstätig.

Diese Zahlen belegen eindrucksvoll die sozialmedizinische Bedeutung der
Kreislauf-Erkrankungen und die Notwendigkeit einer ungefährlichen, raschen,
kostengünstigen Primärdiagnostik an vorderster Front von ausreichend hoher
Sensitivität und Spezifität.

In diesem Zusammenhang ergeben sich für die USD-Untersuchung allgemein die unter 1.2 erwähnten Indikationen.

1.2 Indikationen zur USD-Untersuchung

a) In der differentialdiagnostischen Abklärung von Symptomen, die auf eine
   zerebrale (z. B. auch Schwindelabklärung) oder periphere AVK oder eine
   periphere Venenthrombose oder ein postthrombotisches Syndrom weisen,
   steht die USD-Untersuchung am *Anfang* der apparativen Untersuchungen
   nach der klinischen Untersuchung.
b) Bei jeder Symptomatik, die auf eine periphere oder zerebrale AVK oder auf
   eine periphere Venenerkrankung weist, und die angiographisch abgeklärt
   werden soll, muß *vor* der Angiographie die USD-Untersuchung durchgeführt werden.
c) Schweregradbeurteilung einer peripheren AVK.

d) Nachweis einer peripheren AVK im klinisch noch stummen Stadium durch Belastungstests.

e) Schweregradbeurteilung und Differenzierung der Veneninsuffizienz.

f) Verlaufsbeobachtung einer peripheren und zerebralen AVK und einer tiefen Venenthrombose.

g) Vermeidung überflüssiger Angiographien; in bestimmten Fällen Ersatz der Angiographie vor gefäßchirurgischen Eingriffen (Thrombendarteriektomie der A. carotis interna (Reimer et al., 1980). Thrombektomie bei Beckenvenenthrombose?) bei weitgehend eindeutigem USD-Befund und hohem Angiographierisiko.
Nach einem Schlaganfall besteht heute die Primärdiagnostik aus USD-Untersuchung und Computer-Tomogramm; eine Angiographie ist dabei nicht mehr indiziert.

h) Ausschluß einer AVK der hirnversorgenden Arterien vor geplanten koronar- oder periphergefäßchirurgischen Eingriffen.

i) Verlaufsbeobachtung nach gefäßchirurgischen Eingriffen oder nach perkutaner Katheterrekanalisation oder Thrombolyse.

j) Hilfsmethode zum Nachweis bestimmter Herzvitien, v. a. der Aorteninsuffizienz und der subvalvulären Aortenstenose; dabei auch in gewissem Umfang eine Schweregradbeurteilung möglich (s. Kap. 5).

k) Nachweis einer lokalen (Tumor; *A V*-Fistel) oder generalisierten (Hyperthyrose; hyperkinetisches Herzsyndrom) Hyperzirkulation.

l) Spezialindikationen (s. Kap. 6).

Zur Würdigung der Bedeutung einer ungefährlichen, nicht invasiven, hoch aussagekräftigen Methode zur Einengung der Angiographieindikation (s. 1.2b) sind in Tabelle 1 die Komplikationsraten von arteriographischen Untersuchungen aus einer umfangreichen Literaturrecherche wiedergegeben (mit Kontrastmittelreaktionen wäre bei phlebographischen Untersuchungen beziehungsweise intravenöser Kontrastmittelgabe in gleichem Umfang zu rechnen).

Tabelle 1. Komplikationen bei arteriographischen Untersuchungen (Zusammenfassung von 11 Studien aus verschiedenen Ländern, Prozentzahlen)

n = 131 426	(Katheterangiographien und lumbale Aortographien)		
Kontrastmittelreaktionen insgesamt	1,49		
Leichte Komplikationen	3,48		
Mittelschwere Komplikationen	0,92		
Schwere Komplikationen	**0,64**		
(Nichtberücksichtigte Extremwerte für schwere Komplikationen: 5,5 und 22,2)			
Exitus	**0,107**		
Neurologische Komplikationen	0,36		
in Abhängigkeit von zerebraler Vorschädigung:	keine	0,31	
	leichtes Defizit	0,69	
	schweres Defizit	1,21	

2 Technische Grundlagen

2.1 Vorbemerkung

Es gibt *nichtdirektionale* USD-Geräte, die lediglich Blutströmung nachweisen, aber nicht die Blutströmungsrichtung angeben können, und *(bi-)direktionale* Geräte mit der Möglichkeit zur Feststellung der Blutströmungsrichtung.

Die Bedienung der kleinen, zuverlässigen, preisgünstigen nichtdirektionalen Geräte (Taschengeräte) ist so vereinfacht worden, daß sie für grundlegende angiologische Untersuchungen einer eingearbeiteten Hilfskraft übertragen werden kann. Bereits mit diesen einfachen Geräten können in der täglichen Praxis hochwertige diagnostische Informationen aus dem akustischen Doppler-Signal gewonnen werden (Abb. 1, 7). Die direktionalen Geräte sind inzwischen in Handhabung und Technik weit ausgereift mit 2 bis 3 Ultraschallfrequenzen, „Outphaser-Technik", stereophoner Wiedergabe von Vor- und Rückfluß und Mehrfachschreiber und eröffnen ein eindrucksvolles Repertoire an angiologischer Diagnostik (Abb. 2).

2.2 Physikalische Prinzipien

Die USD-Technik beruht auf 2 physikalischen Grundprinzipien:

a) Hochfrequenter *Ultraschall* durchdringt biologische Gewebe und wird an Grenzflächen unterschiedlicher akustischer Dichte teilweise reflektiert.
b) Befinden sich diese Grenzflächen in Bewegung, tritt aufgrund des *Doppler-Effekts* beim reflektierten Ultraschall eine Frequenzverschiebung gegenüber der Sendefrequenz ein.

In Blutgefäßen wird Ultraschall v. a. an den Erythrozyten reflektiert. Die USD-Geräte weisen also anhand der Frequenzänderung des an den vorbeiströmenden Blutkörperchen reflektierten Ultraschalls arterielle und venöse Blutströmung nach. Das registrierte Signal hängt dabei qualitativ und quantitativ von der Blutströmungsgeschwindigkeit und ihren Änderungen ab. Allgemein erlaubt die USD-Methode – abgesehen von der peripheren arteriellen Druckmessung – nur eine Diagnostik über eine signifikante Änderung der Hämodynamik.

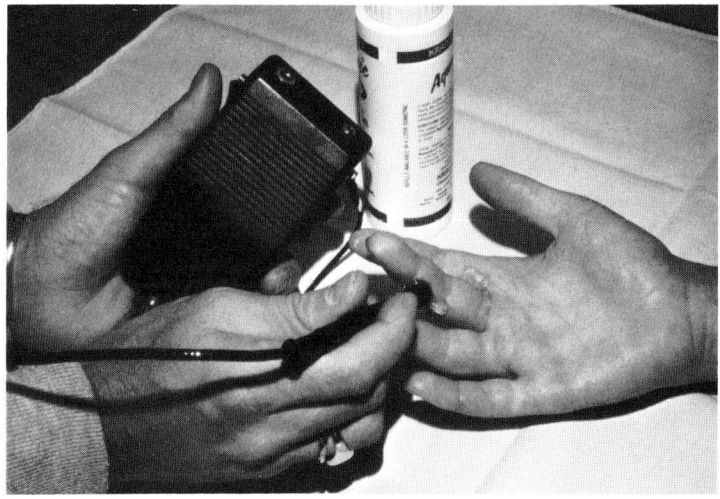

Abb. 1. Einfaches, nichtdirektionales Ultraschall-Doppler-Gerät (Pocket-Gerät) zur Untersuchung der peripheren Arterien, hier der Digitalarterien, nach dem Doppler-Prinzip. Ausgewertet wird das akustische Signal

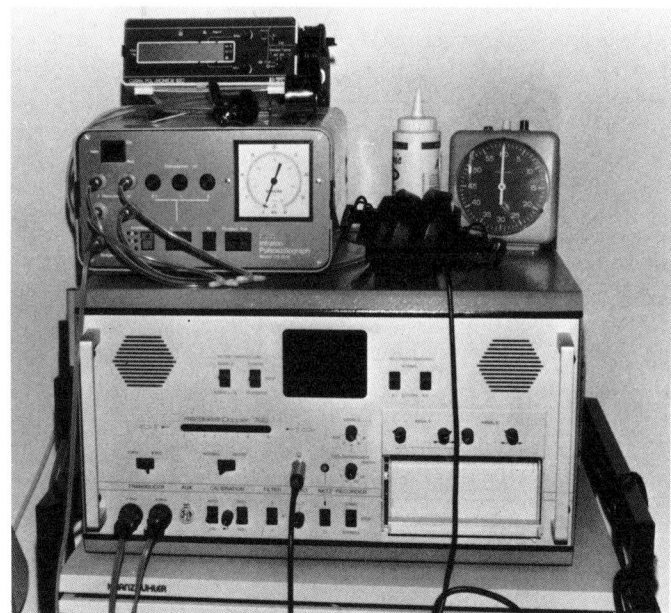

Abb. 2. Angiologischer Untersuchungsplatz mit modernem Ultraschall-Doppler-Gerät mit 2 Frequenzen (4 und 8 MHz), Outphaser-Technik und Zweikanalschreiber zur Feststellung von Strömungsrichtung und -geschwindigkeit (und elektronischem Pulsoszillograph und Gerät zur perkutanen pO_2-Messung)

2.3 Feststellung der Blutströmungsgeschwindigkeit

Ein Sender im Kopf der Doppler-Sonde schickt Ultraschallwellen aus, die von den vorbeiströmenden Erythrozyten unter entsprechender Frequenzänderung (Doppler-Effekt) reflektiert und von einem Empfänger im Sondenkopf aufgenommen werden (Abb. 3). Dabei gilt folgende Beziehung:

$$\Delta F = V \cdot \frac{2F_a \cdot \cos\beta}{c}.$$

ΔF = Differenz zwischen der ausgesandten Frequenz (F_a) und der reflektierten (empfangenen) Frequenz des Ultraschalls,
V = Blutströmungsgeschwindigkeit,
β = Einfallswinkel des gesendeten Schallstrahls zur Längsachse des Gefäßes,
c = Geschwindigkeit des Ultraschalls im Gewebe.

Da $(2F_a \cdot \cos\beta)$: c konstant zu halten ist, gilt:

ΔF proportional V,

der Frequenzunterschied ist direkt proportional zur Blutströmungsgeschwindigkeit.

Ferner gilt: Bewegt sich der Blutstrom auf die Sonde zu, kommt es nach dem Doppler-Prinzip beim reflektierten Ultraschall zu einer Frequenzerhöhung, entfernt er sich von der Sonde, kommt es zu einer Frequenzerniedrigung.

Die verwendeten Ultraschallfrequenzen sind so gewählt, daß diese Frequenzänderungen, das heißt der Nettobetrag der „Doppler-Verschiebung", im hörbaren Bereich liegen (80–5000 Hz). Dabei entspricht im akustischen Signal ein hoher Ton einer schnellen (z. B. arteriellen) und ein tiefer Ton einer langsamen (z. B. venösen) Blutströmung.

Das deutlichste Doppler-Signal erhält man in der Regel, wenn Doppler-Sonde (Schallstrahl) und Gefäßachse einen Winkel von 45° bilden. Beträgt der Winkel 90° (cos $\beta = 0$), kann die Blutströmung kein Signal liefern; lediglich die Gefäßwandbewegungen führen zu schwachen Doppler-Signalen. Zur Orientierung sei darauf hingewiesen, daß die oberflächennahen Gefäße üblicherweise weitgehend parallel zur Hautoberfläche verlaufen.

Das unverarbeitete Doppler-Signal ist ein Frequenzspektrum (s. Abb. 76), in das die unterschiedlichen Geschwindigkeiten der einzelnen Blutstromschichten eingehen (z. B. normales paraboloides Strömungsprofil – vgl. Abb. 3). Daraus wird die vorherrschende momentane (instante) Geschwindigkeit integriert und als Kurve registriert.

2.4 Arbeitsfrequenzen der Ultraschall-Doppler-Geräte

Es werden – von Spezialindikationen abgesehen – bevorzugt Doppler-Geräte mit Arbeitsfrequenzen von 8–10 MHz und/oder 4–5 MHz verwendet. Für die Auswahl dieser Frequenzen sind 2 Gesichtspunkte entscheidend:

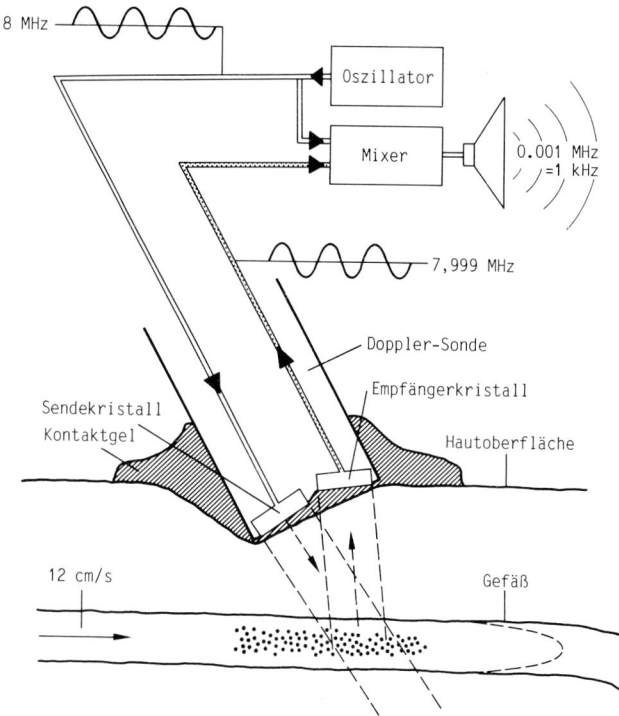

Abb. 3. Prinzip der Ultraschall-Doppler-Methode: Der an den vorbeiströmenden Blutkörperchen reflektierte Ultraschall zeigt gegenüber dem ausgesandten eine von der Blutstromgeschwindigkeit abhängige Frequenzverschiebung (Doppler-Effekt)

a) Von der Frequenz ist die Eindringtiefe abhängig. Je höher die Frequenz, desto geringer die Eindringtiefe:
   bei 10–8 MHz maximal 2,5–3,5 cm,
   bei 4 MHz maximal 8 cm.
   Diese maximale Eindringtiefe muß bei der Untersuchung tiefliegender Gefäße bedacht werden, z. B. bei der V. cava inferior, der A. vertebralis oder auch der V. poplitea bei adipösen Patienten.
b) Von der US-Frequenz ist die geringste noch nachweisbare Blutströmungsgeschwindigkeit abhängig:
   bei 8 MHz etwa 3 cm/s minimal.
   Dies kann bei extremer Verlangsamung der Blutströmungsgeschwindigkeit von Bedeutung sein, z. B. in der Diastole, bei Shuntumkehr in der A. supratrochlearis/A. ophthalmica oder bei peripherer Ischämie und allgemein im venösen Bereich. Zum Vergleich: Die maximale systolische Blutströmungsgeschwindigkeit in den größeren Arterien kann mehr als 1 m/s erreichen; die mittlere Strömungsgeschwindigkeit liegt bei gesunden jungen Männern in der A. femoralis bei 15 ± 6 cm/s (mittleres Stromzeitvolumen um 3,5 ml/s).

2.5 Richtungsunterscheidung

Da sich bei einer Strömung auf die Sonde zu eine (bezogen auf die Sendefrequenz) positive Doppler-Verschiebung ergibt, bei entgegengesetzter Strömung eine negative, läßt sich aus dem Doppler-Signal auch die Strömungsrichtung bestimmen.

Die Frequenzänderung, die bei direktionalen Geräten neben der Geschwindigkeit auch die Richtung der Blutströmung angibt, wird über einen Lautsprecher oder Kopfhörer „hörbar" gemacht – gegebenenfalls in Zweikanaltechnik nach Vor- und Rückfluß „stereophon" getrennt. Die aufgezeichnete Doppler-Kurve, deren Verlauf Geschwindigkeits- und Richtungsänderungen dokumentiert („Hämotachygramm" (HTG)), läßt eine subtile qualitative und z.T. quantitative Beurteilung zu (Abb. 4).

Im Gegensatz zu der herkömmlichen Technik ermöglichen es moderne *Outphaser-Systeme* auch, gleichzeitig vorhandene Vor- und Rückflußanteile präzise zu differenzieren und getrennt akustisch wiederzugeben und aufzuzeichnen (instanter Vor- und Rückfluß). Aus diesen getrennten Vor- und Rückflußkurven kann die instante Summenkurve (integriertes instantes Hämotachygramm) ge-

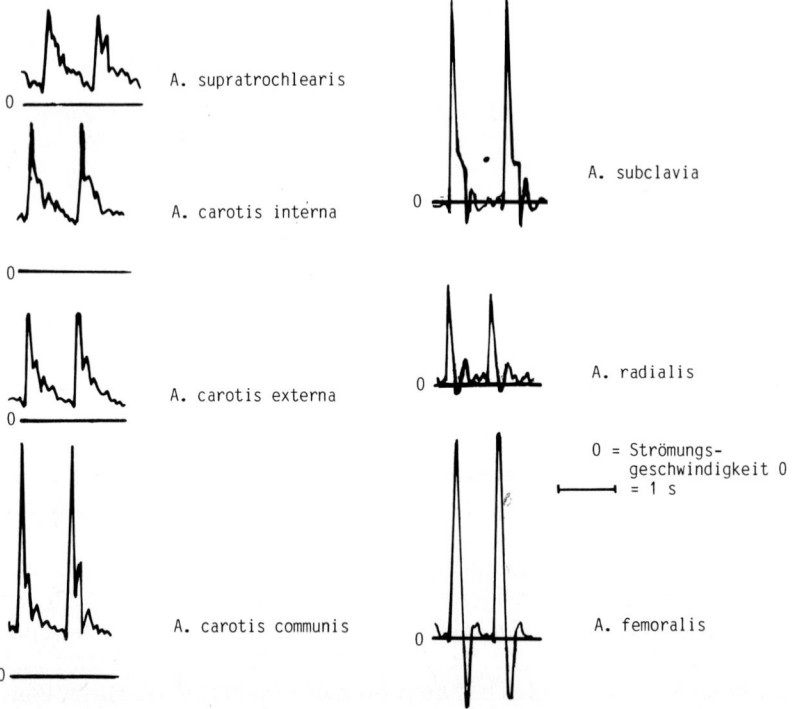

Abb. 4. Charakteristische Doppler-Kurven einiger Arterien, die der Doppler-Sonde zugänglich sind. Positive Ausschläge bedeuten orthograde, negative retrograde Blutströmung. Die Extremitätenarterien zeigen demnach in der frühen Diastole einen Blutrückstrom („Dip"). Die Amplitudenhöhe entspricht der Blutströmungsgeschwindigkeit. (Nach Marshall, 1981)

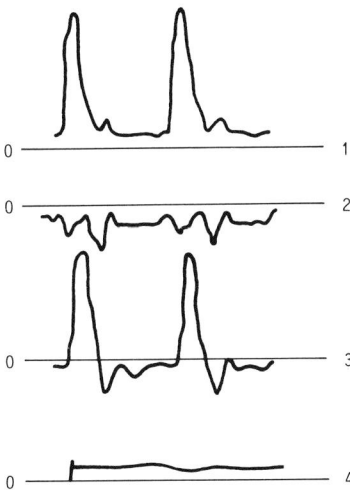

Abb. 5. Doppler-Kurve der A. subclavia bei Aortenklappeninsuffizienz mit moderner Outphaser-Technik aufgezeichnet. (Nach Marshall, 1981) *1* Instanter Vorfluß (orthograd); *2* instanter Rückfluß (retrograd); *3* Summenkurve aus Vor- und Rückfluß; *4* Trendkurve (mittlere Strömungsgeschwindigkeit)

bildet werden; ferner besteht die Möglichkeit, aus dieser Summen- eine über 5 oder 7 s gemittelte Trendkurve abzuleiten, die die mittlere Strömungsgeschwindigkeit angibt (Abb. 5).

Moderne Ultraschall-Doppler-Geräte arbeiten mit einer hohen Anzeigeempfindlichkeit (Nulldurchgangsdetektoren). Andererseits darf die untere Empfindlichkeitsgrenze, die „Ansprechschwelle", nicht so niedrig gewählt werden, daß schwache Signale aus der Umgebung eines Gefäßes oder z. B. Umgebungsgeräusche die Messung stören könnten.

2.6 Kurvendokumentation

Nach den *Apparaterichtlinien* zur Gefäßdiagnostik mit direktionalen cw-Doppler-Geräten wird eine fortlaufende Registriermöglichkeit einer der Doppler-Verschiebung und Strömungsrichtung proportionalen Spannung gefordert, wobei die Lage der Nullinie fortlaufend erkennbar sein muß. Die Schreibbreite muß bei Geräten mit Einfachschreibern mindestens 80 mm betragen.

Die Kurvendokumentation kann die unmittelbare akustische Diagnosestellung nicht ersetzen. Sie dient der Kontrolle und zuverlässigeren Quantifizierung des Höreindrucks und der Dokumentation der bei der Untersuchung gestellten Diagnose, u.a. für Verlaufskontrollen oder den Vergleich zwischen verschiedenen Untersuchern.

Andererseits ermöglicht sie in der Hand des Geübten eine durchaus zuverlässige Dokumentation des diagnostischen Befunds, die sich neben der Verlaufskontrolle gut zur Demonstration und Ausbildung eignet. Die Übereinstimmung der aufgezeichneten Doppler-Kurven ist zwischen verschiedenen entsprechend ausgebildeten Untersuchern nach unseren Erfahrungen bemerkenswert gut, bei Normalbefunden praktisch 100%, bei relevanten pathologischen Befunden um 90%.

In der Praxis empfiehlt sich eine gewisse Schematisierung bei der üblichen Befundaufzeichnung: Z.B. fixe Einstellung der Nullinie; bestimmte Eicheinstellungen für bestimmte Untersuchungen; Aufzeichnung der arteriell orthograden Strömung immer nach oben, der venösen nach unten. Bei Geräten mit Zweikanalschreibern und Outphaser-Technik hat es sich bewährt, mit einem Kanal die übliche instante Summenkurve aufzuzeichnen, mit dem anderen den instanten Rückfluß, um Rückflußanteile bei Turbulenzen dokumentieren (Abb. 19, 76) und venöse Überlagerungen (Abb. 31) abschätzen zu können.

3 Untersuchung des arteriellen Systems

3.1 Vorbemerkung

Die für die Hämodynamik wichtigsten quantitativen Parameter sind *Druck* und *Stromzeitvolumen*. Mit der USD-Technik läßt sich in peripheren, auch in ganz kleinen, akralen Gefäßen Blutströmung nachweisen und damit ggf. für eine Druckmessung nutzbar machen. In gewissem Umfang sind auch semiquantitative Aussagen über das Stromzeitvolumen möglich.

Die nichtdirektionalen USD-Geräte haben Sendefrequenzen von 8–10 MHz, eignen sich also zur Untersuchung oberflächennaher Gefäße.

3.2 Untersuchung mit nichtdirektionalen USD-Geräten bei peripherer AVK

3.2.1 Periphere Blutdruckmessung

Normalerweise ist der systolische Knöchelarteriendruck in Ruhe gleich hoch oder höher als der Druck am Oberarm, so daß der Quotient

Knöcheldruck : Oberarmdruck $\geqslant 1$

ist. Statt dessen kann auch der Druckgradient – Knöcheldruck minus Oberarmdruck – angegeben werden. Diese zentrifugalwärts kontinuierliche systolische Druckzunahme beruht auf einer Zunahme der Blutdruckamplitude, während der arterielle Mitteldruck entsprechend den Strömungsgesetzen zur Peripherie hin kontinuierlich abnimmt (Abb. 6a).

Im Mittel beträgt der physiologische systolische Druckgradient zwischen den Knöchelarterien und der Arteria brachialis 10–25 mmHg (1,35–3,37 kPa). Die Extremwerte schwanken zwischen -5 und $+40$ mmHg ($-0,67$ u. $+5,3$ kPa).

Bei arterieller Minderdurchblutung eines Beines liegt der Quotient auf der betroffenen Seite deutlich unter 1. Korrekte Druckwerte am Oberarm vorausgesetzt, d. h. beidseitige Messung mit der USD-Sonde, ggf. höheren Wert berücksichtigen, spricht eine Druckdifferenz zugunsten der oberen Extremität von mehr als 30 mmHg (4 kPa) für eine höhergradige Stenose oder Verschluß im Bereich der arteriellen Versorgung des betroffenen Beins. Knöcheldruckwerte um 10% unter dem Systemdruck, bzw. ein Quotient $< 0,9$ gelten bereits als pathologisch. Ruhedruckwerte im Knöchelbereich um 40 mmHg (5,3 kPa) bedeuten eine akute Gefährdung des Fußes („Dauerischämie"), und poststenotische systolische Druckwerte um 20–30 mmHg (2,7–4,0 kPa) eine unmittelbare Gangrängefahr (bei 20 mmHg besteht praktisch keine arterio-venöse Druckdifferenz mehr). Zuverlässige Druckmessungen sind bis ca. 30–40 mmHg (4,0–5,3 kPa) bei Verwendung von 10- bis 8-MHz-Doppler-Sonden möglich.

Ein Verschluß der A. tibialis posterior führt zu einem peripheren Druckabfall von ca. 20 mmHg (2,7 kPa), ein Verschluß der A. femoralis zu einem von ca. 60 mmHg (8 kPa) und ein Kombinationsverschluß (Zweietagenverschluß) zu einem von ca. 90 mmHg (12 kPa).

Nach den mit USD gemessenen peripheren Druckwerten läßt sich eine Stadieneinteilung der peripheren arteriellen Verschlußkrankheit vornehmen, die in Tabelle 2 aufgeführt ist. Der Quotient bei Claudicatio intermittens liegt üblicherweise bei 0,5–0,9, bei Ruheschmerz oder Gangrän üblicherweise unter 0,5, sofern keine ganz periphere diabetische Angiopathie vorliegt. Doch haben Patienten mit einer lange bestehenden peripheren AVK, die intensiv trainiert haben, nicht selten einen Quotient unter 0,5 und befinden sich trotzdem in einem Stadium II mit Gehstrecken über 200 bis 400 m.

Die Knöcheldruckmessung *nach Belastung* (z. B. 20 Zehenstände in festgelegtem Rhythmus oder bei alten Patienten Fußstrecken und -heben) oder *postischämisch* nach 5 min arterieller Okklusion am Oberschenkel (einfach standardisierbar, keine wesentlichen systemischen Auswirkungen auf den Blutdruck, mitunter aber stark schmerzhaft) erlaubt die Beurteilung der funktionel-

Tabelle 2. Stadieneinteilung der peripheren AVK nach den peripheren Blutdruckwerten (Ultraschall-Doppler-Druckmessung) und Vergleich zu den Stadien nach Fontaine

Knöchelarteriendruck (beim Normotoniker)	Quotient	Beurteilung
1. Um 100 mmHg (13,3 kPa)	0,9–0,75	Leichte Ischämie (etwa Stadium I–II)
2. 90–60 mmHg (12–8 kPa)	0,75–0,5	Mittelschwere Ischämie (etwa Stadium II–III)
3. ⩽ 50 mmHg (6,7 kPa)	< 0,5	Schwere Ischämie = starke Gefährdung des Extremitätenabschnitts (etwa Stadium III–IV)

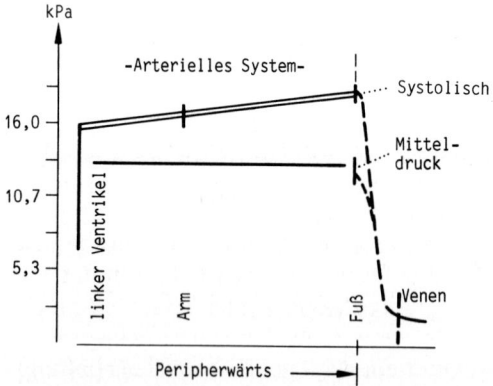

Abb. 6. a Arterieller Mitteldruck und systolischer Blutdruck von der Aortenwurzel bis zu den Fußarterien. Infolge einer Verbreiterung der Blutdruckamplitude kommt es mit zunehmender Entfernung von der Aortenwurzel zu einer kontinuierlichen Zunahme des systolischen Blutdrucks (10,7 kPa = 80 mmHg, 16 kPa = 120 mmHg)

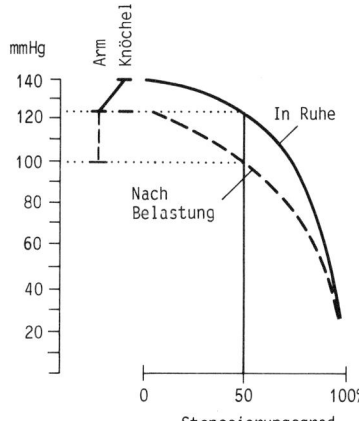

Abb. 6. b Verhalten des systolischen Knöchelarteriendrucks in Abhängigkeit vom Schweregrad einer vorgeschalteten Stenose in Ruhe und unmittelbar nach
Belastung (100 mmHg = 13,4 kPa, 120 mmHg = 16 kPa)

len Kapazität der Arterien bzw. des Kollateralsystems. Beurteilungskriterien
sind dabei das Ausmaß des Druckabfalls nach Belastung gegenüber dem Systemdruck und die Dauer des Wiederanstiegs zu den Ausgangswerten = „Rückkehrzeit". Wichtig dabei ist auch immer der Seitenvergleich, wenn nur eine Extremität erkrankt ist. Ein Druckabfall von über 35% des Ausgangswerts gilt als
pathologisch; Gesunde zeigen oft gar keinen Druckabfall. Die Rückkehrzeit
verhält sich proportional zum Schweregrad der peripheren AVK: normal sind
Werte unter 2 min; Werte von 5–6 min sprechen für eine noch ausreichende
kollaterale Funktion. Bereits 50%ige Stenosen führen nach Belastung zu einem
deutlichen peripheren Druckabfall (Abb. 6 b), so daß mit dieser Untersuchung
bereits vor der typischen Symptomatik pathologische Veränderungen zu erfassen wären und in einem gewissen Umfang eine *Frühdiagnostik* betrieben werden könnte.

Unter Ruhebedingungen ist ein peripherer Druckabfall erst ab über 70%igen
Stenosen zu erwarten (Quotient < 0,9) (Abb. 6 b).

Wegen des Druckabfalls nach Belastung bei Patienten mit peripherer AVK
muß vor der peripheren Ruhedruckmessung immer eine *ausreichend lange Ruhepause* von etwa 30 min (!) eingehalten werden.

Zusammenfassend kann gesagt werden, daß sich zur Frühdiagnose der peripheren AVK v.a. die poststenotische systolische *Blutdruckmessung nach Belastung* bzw. *postischämisch* eignet. Zur Beurteilung des Schweregrads einer klinisch manifesten peripheren AVK genügt der *Ruhedruck.*

3.2.1.1 Methodisches Vorgehen

Zur Messung des systolischen Knöchelarteriendrucks wird die 12 cm breite
Staumanschette eines üblichen Blutdruckgeräts am völlig waagrecht liegenden
Patienten im Fesselbereich angelegt und die Doppler-Sonde nach Aufbringen
von reichlich Kontaktgel etwa im 45°-Winkel zur Längsrichtung des Gefäßes
ohne Druck üblicherweise zuerst über der A. tibialis posterior (wegen geringer

anatomischer Variationen meist leicht aufzufinden) aufgesetzt (Abb. 7). Nach dem *raschen* supersystolischen Aufpumpen der Manschette gibt beim *langsamen* Ablassen des Drucks das erste hörbare Doppler-Signal den systolischen Perfusionsdruck in der jeweiligen Arterie wieder. Entsprechend wird an der A. dorsalis pedis und eventuell – v. a. wenn die beiden anderen Knöchelarterien nicht auffindbar waren – an der A. fibularis am unteren dorsalen Rand des Außenknöchels vorgegangen, bzw. an der A. radialis und ulnaris und gegebenenfalls an der A. poplitea und brachialis. Ein etwa seitengleicher beidseitiger

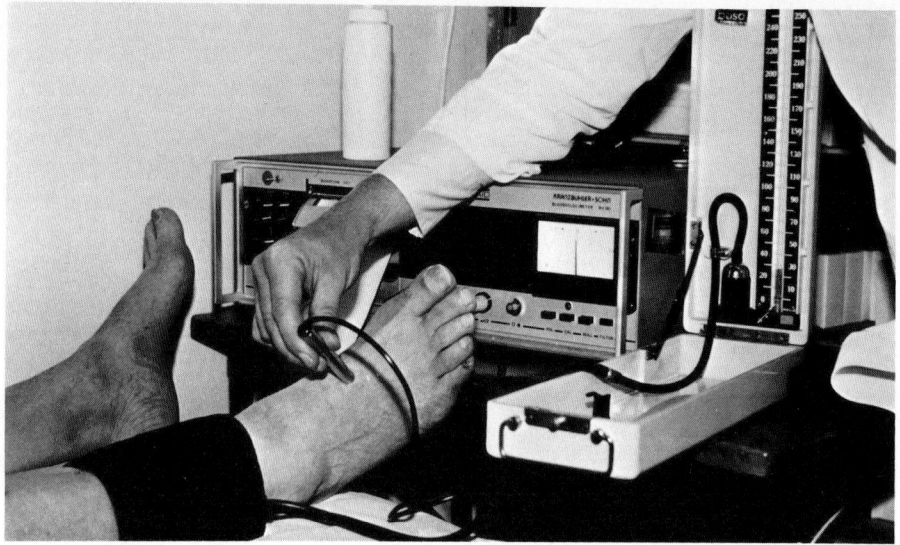

Abb. 7. a Periphere Druckmessung mit der USD-Sonde an der A. dorsalis pedis (auf die Lage der Blutdruckmanschette achten)

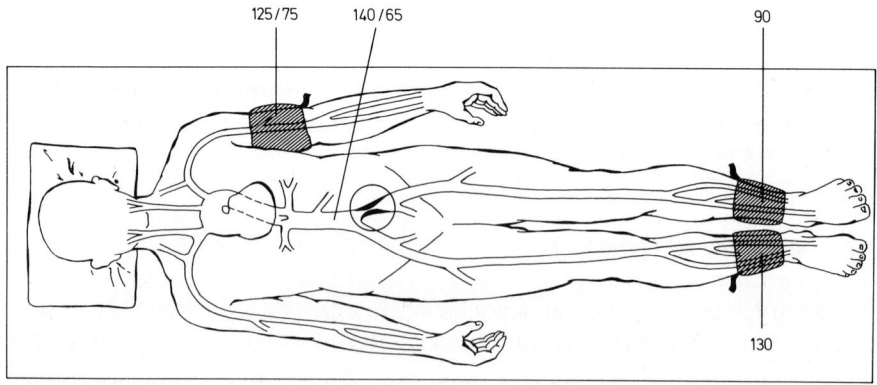

Abb. 7. b Beispiel einer peripheren Druckmessung mit USD bei hochgradiger Stenose der A. iliaca communis sinistra. Quotient Knöcheldruck: Oberarmdruck = rechts 1,04; links 0,72

Druckabfall in der A. poplitea ist als Hinweis auf *Aortenstenose oder -verschluß* zu werten.

Der systolische Druck in der A. doralis pedis ist öfter etwas niedriger als in der A. tibialis posterior (bei 42 Männern mit einem mittleren Alter von 40 ± 8 Jahren ohne Zeichen einer peripheren AVK betrug der Druck in der A. tibialis posterior $159,9 \pm 24,9$ mmHg, in der A. dorsalis pedis $148,8 \pm 23,4$ mmHg; der Druck in der A. dorsalis pedis war also im Durchschnitt um 7% kleiner als in der A. tibialis posterior).

Durch getrennte Messungen an Ober- und Unterschenkel bzw. Ober- und Unterarm kann eine *Etagenlokalisation* eines Strombahnhindernisses durchgeführt bzw. Mehretagenprozesse können erkannt werden. Dabei werden zur Kompression des Oberschenkels korrekterweise breitere Manschetten (17 cm) als üblich benötigt.

Mit entsprechend kleinen Manschetten ist auch eine Druckmessung an den Fingern möglich.

3.2.1.2 Fehlerquellen

Allgemein zeigt die periphere arterielle Druckmessung mit Ultraschall-Doppler eine gute Übereinstimmung mit den simultan blutig gemessenen Druckwerten (der Korrelationskoeffizient r liegt über 0,95) und eignet sich gut zur Bestimmung auch niedriger Druckwerte bis 30–40 mmHg (4–5,3 kPa). Die Methode ist von hoher Zuverlässigkeit und Genauigkeit (der Variationskoeffizient der Messungen liegt bei etwa 6%).

Prinzipiell erfaßt man mit der USD-Druckmessung immer den Blutdruck *auf Höhe der Manschette.* Um Fehlbeurteilungen durch periphere Arterienverschlüsse – zwischen Manschette und Doppler-Ableitstelle – zu vermeiden, muß die USD-Sonde immer möglichst unmittelbar distal der Blutdruckmanschette aufgesetzt werden. Weiterhin darf die Sonde nicht fest aufgedrückt werden, um eine Kompression schlecht durchbluteter peripherer Gefäße zu vermeiden.

Bei *Hypertonikern* können sich trotz ausgeprägter poststenotischer Durchblutungsminderung mit erheblichen kollateralen Druckgradienten im Vergleich zu Normotonikern hohe Knöcheldruckwerte mit relativ großen Druckquotienten (Knöcheldruck : Oberarmdruck) finden. Bei Hypertonikern sollte daher immer der Druckgradient, nicht nur der Druckquotient angegeben werden.

Bei schweren Gefäßverkalkungen (z.B. Mönckeberg-Mediasklerose bei Diabetikern) kann dieses Verfahren der peripheren Druckmessung versagen, da die Gefäße dann nicht mehr komprimierbar sind. Die *Mediasklerose* kann daher, wenn nicht daran gedacht wird, zu Mißinterpretationen bei der peripheren Druckmessung mit der USD-Sonde führen. Andererseits kann sie gerade durch diese Untersuchung erkannt werden, da sich charakteristischerweise „sinnlos" hohe periphere Drücke finden – oft mehr als 80 mmHg (10,6 kPa) über denen am Arm, mitunter ergeben sich Werte von 300 mmHg (40 kPa) und darüber (Abb. 8a). Eine einfache Röntgenaufnahme klärt dann oft den Sachverhalt (Abb. 8b). Eine verminderte Komprimierbarkeit der Unterschenkelarterien infolge Wandverhärtung muß angenommen werden, wenn beim flach liegenden

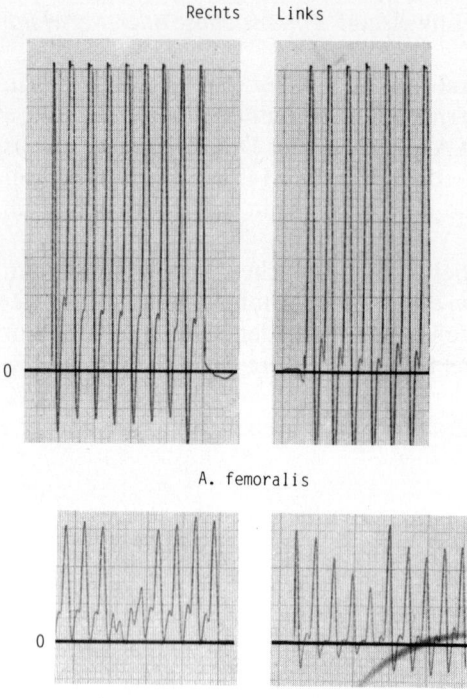

A. femoralis

A. tibialis posterior

Abb. 8. a N. K., ♂, 48 J., Gärtner. Seit 21 Jahren Diabetes mellitus, insulinpflichtig, vor 3 Jahren Gangrän der 2. Zehe links, jetzt Gangrän an der 1. Zehe rechts. *Drücke:* Oberarm 170/105 mmHg (22,7/14 kPa); A. tibialis posterior 300/über 300 (40/ > 40 kPa); A. dorsalis pedis 240/300 mm Hg (32/40 kPa). HTG der A. tibialis posterior rechts verändert im Sinne eines vorgeschalteten Strombahnhindernisses (nicht höchstgradig), links normal

Patienten die systolischen Drücke in Knöchelarterien 40 mmHg (5,3 kPa) höher als am Oberarm gemessen werden. Bei frühen Stadien dieser Gefäßverkalkungen finden sich meist nur an einzelnen Knöchelarterien derart überhöhte Drük-ke. [Weiterhin erlaubt die *direktionale* USD-Untersuchung den Nachweis, ob es sich um eine Mediasklerose ohne hämodynamische Bedeutung handelt, oder ob zusätzlich höhergradige Strombahnhindernisse – stenosierend-obliterieren-de Arteriopathie + Mediasklerose – vorliegen (s. 3.3.2.1 und Abb. 8 a)]. Auch bei Hypertonikern kann es zu erheblichen Gefäßverkalkungen mit entsprechender Fehleinschätzung bei der peripheren Druckmessung kommen.

Weitere Fehlerquellen bei der peripheren Blutdruckmessung ergeben sich, wenn an *beiden* Armen verminderte Druckwerte infolge von Obliterationen der A. subclavia/axillaris beidseits vorliegen (Abklärung durch die direktionale Doppler-Untersuchung möglich, s. 3.3.2.1) oder bei starken Ödemen oder erheblichen Hautsklerosen an den Beinen. Dabei wird der periphere Blutdruck jeweils fälschlicherweise zu hoch eingeschätzt.

Auch eine Hochlagerung des Oberkörpers, was bei herzinsuffizienten Patienten oft nicht zu umgehen ist, steigert die Knöchelarteriendrücke [wird die Herz-

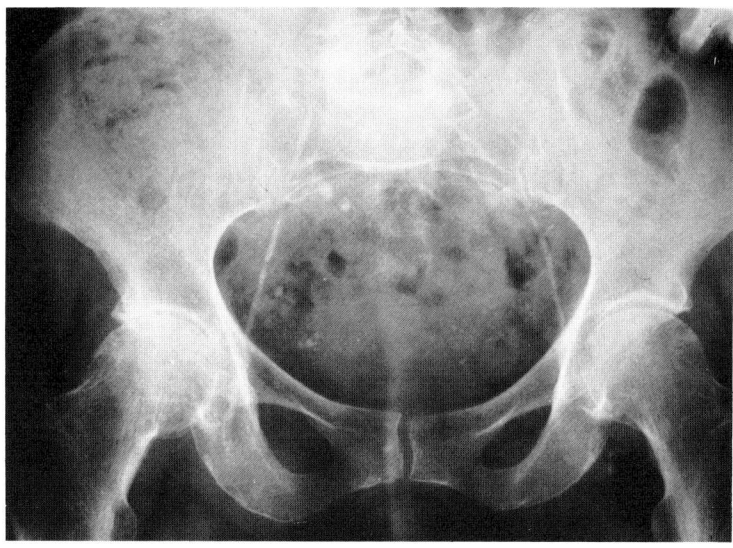

Abb. 8. b Röntgenaufnahme des Beckens bei einem Patienten mit ausgeprägter Mediasklerose („angiographieähnliches" Bild)

basis z. B. um 30 cm über die Horizontale angehoben, steigt der Knöcheldruck um ca. 20 mmHg (2,65 kPa)].

3.2.1.3 Bedeutung der peripheren Blutdruckmessung mit nichtdirektionalen USD-Geräten

Mit der einfachen, kostengünstigen nichtdirektionalen USD-Untersuchung können also exakte Druckwerte an einzelnen Extremitätenarterien gewonnen werden [z. B. auch die Möglichkeit zur Abklärung eines Tibialis-anterior-Syndroms (Marshall, 1982 a)]; damit können Ausmaß und Schweregrade einer AVK – ggf. auch in Frühstadien – genau beurteilt und der Verlauf der Erkrankung individuell verfolgt werden (Tabelle 3).

Tabelle 3. Beispiel einer Verlaufsbeobachtung einer peripheren AVK (Thrombangiitis obliterans) anhand der peripheren Druckquotienten [Knöchelarteriendruck:Oberarmdruck (A. tibialis posterior/A. dorsalis pedis)] und der Gehstrecke bei einem 59jährigen Baupolier unter Therapie (Rauchabstinenz, Gehtraining, hämorheologisch wirksames Medikament)

Zeitpunkt	Rechts	Links	Gehstrecke
Erstuntersuchung	0,8/0,7	1,1/0,7	100 m
Nach 4 Monaten	0,6/0,6	0,8/0,8	100 m
Nach 8 Monaten	0,8/0,6	0,9/0,9	120 m
Nach 12 Monaten	0,8/0,6	0,9/0,9	150 m
Nach 18 Monaten	1,0/0,9	1,2/1,1	>200 m

Die Bestimmung des peripheren systolischen Blutdrucks ist vorerst die einzige exakt *quantitative* Messung mit der cw-Doppler-Methode.

3.2.2 Weitere Untersuchungsmöglichkeiten

Mit nichtdirektionalen Doppler-Geräten ist auch der Nachweis arterieller Blutströmung in Digitalarterien (s. Abb. 1) bis hin zur Druckmessung im Bereich der Finger in der angegebenen Weise meist einfach und zuverlässig möglich und damit der Nachweis sowie die Höhenlokalisation von peripheren Verschlüssen bei *akralen Ischämiesyndromen* und die Unterscheidung von organischen Verschlüssen von der Vasospastik beim primären M. Raynaud (dabei üblicherweise im Anfall eine Restdurchblutung der A. ulnaris nachweisbar – im Gegensatz zu entsprechenden organischen Verschlüssen – und Lösung der Spastik durch Nitropräparate).

Im übrigen können Verschlüsse aller Arterien nachgewiesen werden, die einer direkten Ortung mit der Doppler-Sonde zugänglich sind, d. h., die nicht zu tief liegen.

Orientierend ist mit den nichtdirektionalen Geräten akustisch auch die Erkennung *turbulenter Strömung* im Bereich von Wandauflagerungen und hinter Stenosierungen als dumpfes, abgebrochenes Rauschen oder Knarren möglich. Im unmittelbaren *Stenosebereich* kommt durch die gemäß dem Bernoulli-Gesetz beschleunigte Blutströmung (Abb. 13) zum poststenotischen Turbulenzgeräusch ein peitschenhiebähnlich zischendes, sehr hochfrequentes Geräusch. Diese Charakteristika sind allerdings besser mit direktionalen Doppler-Geräten beurteilbar und dann auch registrierbar (s. 3.3.2 und 3.3.2.3).

3.3 Untersuchung des arteriellen Systems mit direktionalen USD-Geräten
(mit Aufzeichnung)

3.3.1 Vorbemerkung

Mit den aufwendigeren Richtung und Frequenz diskriminierenden USD-Geräten mit der Möglichkeit zur Aufzeichnung des von der Blutstromgeschwindigkeit abhängigen, gerichteten Doppler-Signals können allgemein Blutströmungsrichtungs- und -geschwindigkeitsänderungen (*Hämotachygramm* (HTG)) registriert (Abb. 4) und im Seitenvergleich und auch gegenüber einer Eichzacke verglichen werden und damit hämodynamisch relevante – z. B. typische poststenotische und ggf. intra- und prästenotische – Veränderungen des HTG peripherer und hirnversorgender Arterien erkannt, registriert und beurteilt werden.

Durch simultane Aufzeichnung des EKG oder eines Phonokardiogramms (Aortenklappenschluß) ist eine exakte zeitliche Zuordnung des Hämotachygramms – z. B. Verspätung des systolischen Gipfels im Seitenvergleich (Abb. 26) – und die Bestimmung von Pulswellenlaufzeiten möglich. Abb. 9 gibt die zeitli-

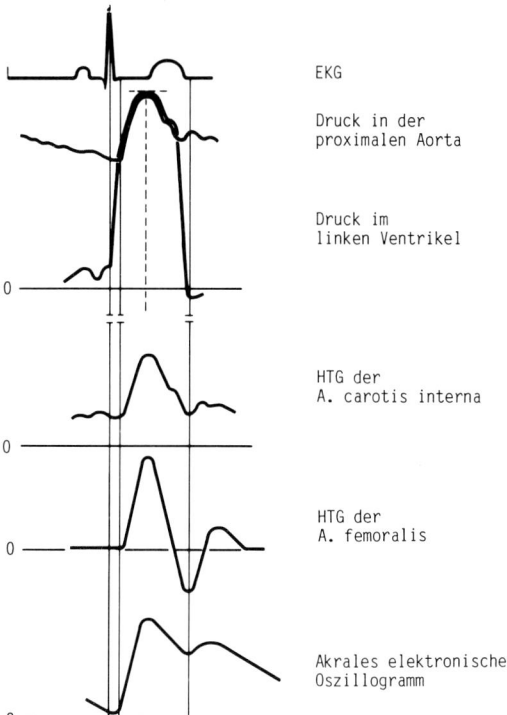

EKG

Druck in der
proximalen Aorta

Druck im
linken Ventrikel

0

HTG der
A. carotis interna

0

HTG der
A. femoralis

0

Akrales elektronisches
Oszillogramm

0

Abb. 9. Zeitliche Beziehungen zwischen Doppler-Hämotachygrammen und anderen typischen Kreislauffunktionskurven (die unterschiedliche zeitliche Verschiebung gegenüber dem EKG mit zunehmeı Jem Abstand vom Herzen muß ggf. noch berücksichtigt werden)

chen Beziehungen zwischen Doppler-Hämotachygrammen und anderen typischen Kreislauffunktionskurven wieder.

Direktionale Doppler-Geräte sollten immer mit 2 Ultraschallsendefrequenzen ausgerüstet sein, die in der Routinediagnostik schematisiert folgendermaßen eingesetzt werden können:

Arm-, Knöchel- und Digitalarterien, A. supratrochlearis und supraorbitalis und A. facialis und temporalis superficialis und ganz oberflächliche Venen immer mit 8–10 MHz; Gefäße in der Leistenbeuge und im Schultergürtelbereich, ggf. Aorta abdominalis und V. cava inferior, A. carotis communis und interna und externa und A. vertebralis immer mit 4–5 MHz.

Allgemein sollte reichlich Kontaktgel verwendet werden, um immer optimale Kopplungsbedingungen zu gewährleisten. Da Sende- und Empfangskristall in der Doppler-Sonde einen gewissen Abstand und Winkel zueinander haben, was auch Einfluß auf die Ausdehnung des optimalen Untersuchungsbereichs hat („Bereich der größten Empfindlichkeit", Abb. 10), könnte es bei sehr kleinen, ganz oberflächennahen Gefäßen, speziell den Digitalarterien, vorkommen, daß sie sozusagen in den Schallschatten zwischen die beiden Piezo-Kristalle geraten (Abb. 10). In diesen Fällen muß die Sonde im Kontaktgel geringfügig von der Haut abgehoben werden.

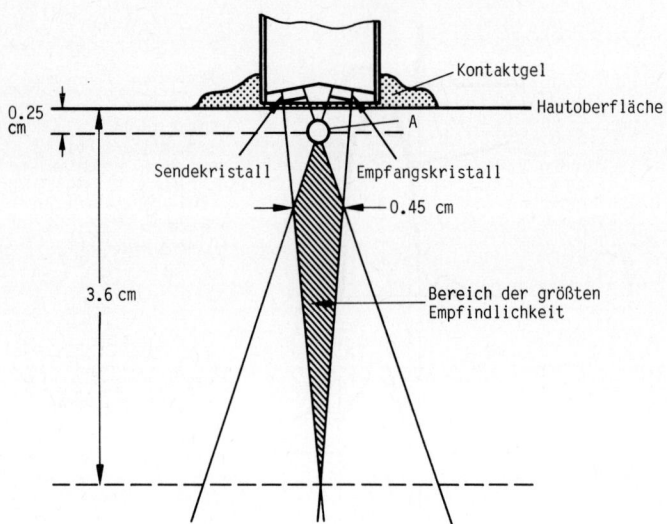

Abb. 10. „Bereich der größten Empfindlichkeit" bei der Anwendung der USD-Sonde, hier mit 8 MHz. A = oberflächennahe, kleine Arterie

Für exakte Ableitungen – unabdingbare Voraussetzung für den Seitenvergleich und die Longitudinalbeobachtung – ist weiterhin darauf zu achten, daß die Sonde genau in die *Gefäßmitte* zielt, da sonst nicht die mittlere instante Strömungsgeschwindigkeit über den Gefäßquerschnitt registriert wird, sondern die Geschwindigkeiten der wesentlich langsameren Randströmungen (vgl. Abb. 3 und 78).

Außerdem ist auf die Beschallung möglichst genau im *45°-Winkel* zu achten, was daran zu erkennen ist, daß das deutlichste Doppler-Signal zu hören ist. Zur Untersuchung oberflächennaher Gefäße, die ja meist weitgehend parallel zur Hautoberfläche verlaufen, kann – speziell für wissenschaftliche Zwecke – auch eine 45°-Winkelschablone an der Doppler-Sonde angebracht werden.

Abweichungen von der 45°-Sonden-Gefäß-Winkelstellung um etwa 10% bewirken Meßfehler der Blutstromgeschwindigkeit in der gleichen Größenordnung (Shoop u. Fronek, 1979). Variationen von Gefäßdurchmesser bzw. -geometrie und Fließverhalten des Blutes können zu Abweichungen der Geschwindigkeitsmessung mit USD um bis zu 16% führen. Während unter optimalen Untersuchungsbedingungen die Amplitudenseitendifferenzen der Doppler-Hämotachygramme nur etwa 10% ausmachen, sollten in der Routinediagnostik üblicherweise erst Differenzen ab 20% als relevant gewertet werden.

Um die physiologischen Variationen peripherer Blutströmungsgeschwindigkeiten zu demonstrieren, sind in Abb. 11 die unter optimalen Bedingungen abgeleiteten Hämotachygramme von 6 gesunden Studenten dargestellt.

Andererseits eignet sich die direktionale USD-Methode bei entsprechender Standardisierung durchaus auch für wissenschaftlich-experimentelle Untersuchungen, wie in Abb. 12 am Beispiel der typischen Veränderungen des HTG der A. radialis unter einer systemischen Hypoxie – entsprechend etwa einer

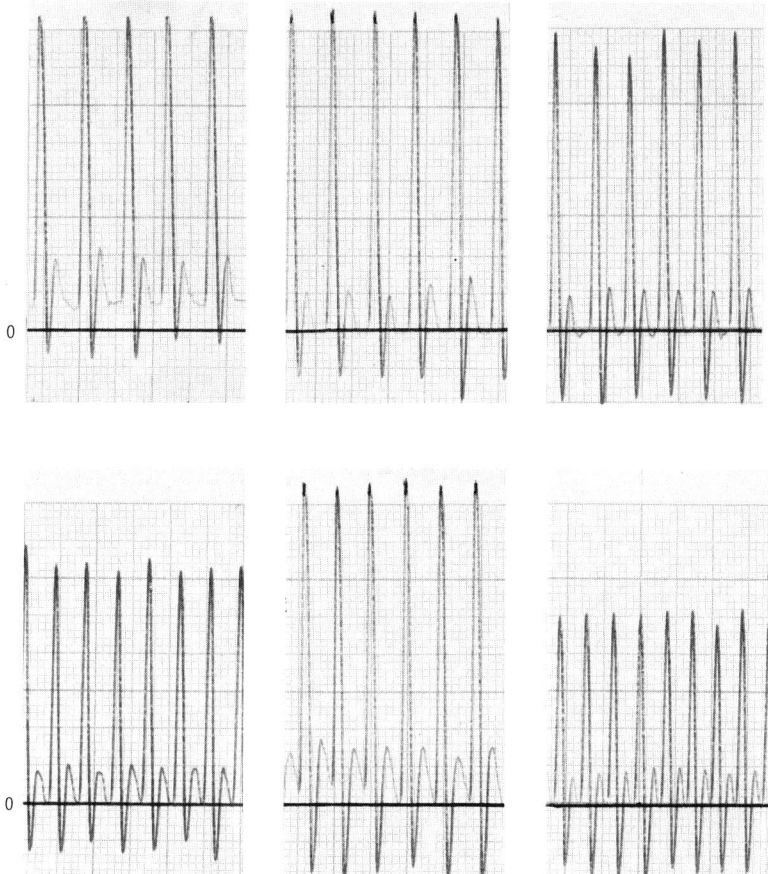

Abb. 11. HTG der A. femoralis von 6 gesunden Studenten, jeweils gleiche Eichung. Pulsfrequenz: $66 \pm 15/$min, mittlere Blutstromgeschwindigkeit: 15 ± 7 cm/s

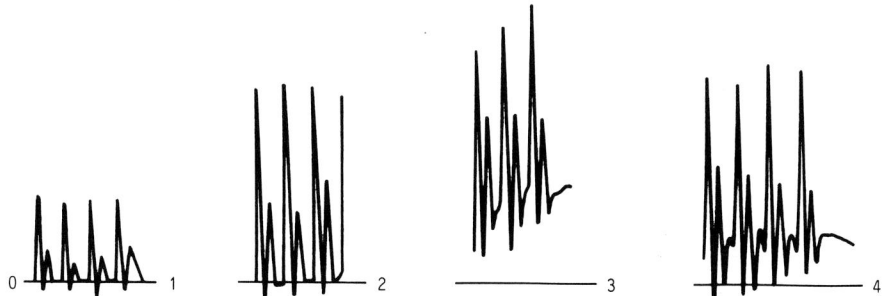

Abb. 12. Typische Veränderungen des HTG der A. radialis eines 23jährigen Mannes unter systemischer Hypoxie

1 $pO_2 = 80$ mmHg (10,6 kPa), 0 min   *3* $pO_2 = 57$ mmHg (7,6 kPa), 10 min 15% O_2
2 $pO_2 = 80$ mmHg (10,6 kPa), 5 min Druckluft   *4* $pO_2 = 41$ mmHg (5,5 kPa), 30 min 15% O_2

Höhenhypoxie in 3 000 m – demonstriert wird (Zeichen einer Hyperzirkulation bei peripherer Widerstandserniedrigung; s. 3.3.2.1).

3.3.2 Allgemeines zur Untersuchung direkt beschallbarer, großer Arterien bei AVK

Wenn auch die periphere Druckmessung (s. 3.2.1) für die Diagnostik in der Praxis bereits hochwertige Aussagen liefert, können durch die direktionale Untersuchung dennoch wertvolle zusätzliche Informationen gewonnen werden. Es muß jedoch einschränkend hinzugefügt werden, daß eine exakte Ableitung dieser Kurven im optimalen Winkel und ohne venöse Überlagerungen mitunter schwierig ist.

Die über den großen Arterien – z. B. A. carotis communis und A. carotis interna (dorso-lateral oben am Hals in Richtung Kieferwinkel) und A. carotis externa (ventromedial), A. subclavia/axillaris, A. brachialis und A. radialis und ulnaris, A. femoralis, A. poplitea und A. tibialis posterior und dorsalis pedis – aufgezeichneten HTG zeigen unterschiedliche, charakteristische Kriterien (Abb. 4), die sich unter bestimmten physiologischen und pathologischen Bedingungen in typischer Weise verändern:

Auf das dumpfe, diskontinuierliche Rauschen im Bereich turbulenter Strömung und das peitschenhiebähnliche, sehr hochfrequente Zischen im Stenosebereich (Abb. 13) wurde bereits hingewiesen. Die direkte Beschallung einer Ste-

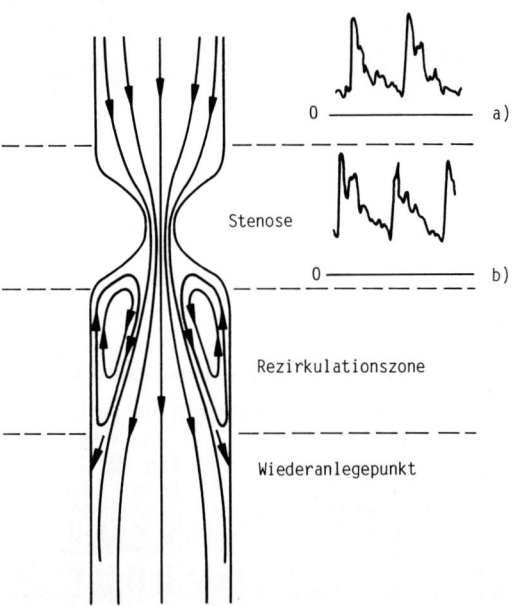

Abb. 13. a Doppler-Kurve der A. carotis communis weit prästenotisch abgeleitet (freigelegte A. carotis beim Miniaturschwein). **b** Intrastenotische Kurve an der gleichen A. carotis (Silberclip-Stenose; Doppler-Sonde in den Stenosebereich gerichtet); Zunahme der Strömungsgeschwindigkeit im Stenosebereich: etwa 40%ige Stenose

nose gelingt bevorzugt bei der *Untersuchung der A. carotis communis und ihrer Äste* am Hals (meist Carotis-interna-Abgangsstenose) (s. auch 3.3.2.3), bei der Untersuchung extremitätenversorgender Arterien nur ausnahmsweise. Unmittelbar poststenotisch kann es durch Wirbelbildung v. a. in der Systole randständig vorübergehend zu Rückwärtsströmung des Blutes kommen (wie hinter Staustufen in Flüssen) (Abb. 13); in Abhängigkeit vom Schweregrad der Stenose können erhebliche systolische Rückflußanteile auftreten, die mit Outphaser-Technik u. U. getrennt vom instanten Summen-HTG aufgezeichnet werden können (Abb. 44b, 76). Ausreichend weit distal einer Stenose läßt sich – abhängig vom Stenosegrad – ein verzögerter systolischer Geschwindigkeitsanstieg mit verspätetem systolischen Gipfel nachweisen (schnelle Schreibung und Seitenvergleich mit zusätzlicher EKG-Registrierung) (Abb. 26). Wie bereits angedeutet, sind all diese Zeichen v. a. bei Stenosen der hirnversorgenden Arterien bei der direkten Beschallung im Halsbereich ab einem Stenosegrad von 40–50% nachweisbar.

3.3.2.1 Direktionale USD-Untersuchung peripherer Arterien

Die diastolischen Strömungsgeschwindigkeiten und Stromrichtungsänderungen hängen in besonderer Weise vom peripheren Gefäßwiderstand ab. Alle Arterien vom muskulären Typ mit hohem nachgeschalteten Gefäßwiderstand infolge eines hohen muskulären Gefäßwandtonus – d. h. alle Extremitätenarterien und andeutungsweise auch die A. carotis externa – zeigen normalerweise unter *Ruhebedingungen* in der frühen Diastole infolge einer starken Abbremsung der peripherwärts beschleunigten Blutsäule wegen des hohen peripheren Widerstandes eine starke Strömungsverlangsamung bzw. sogar eine kurzfristige Strömungsumkehr („Dip") (Abb. 4, 9). Da dieser frühdiastolische Dip beson-

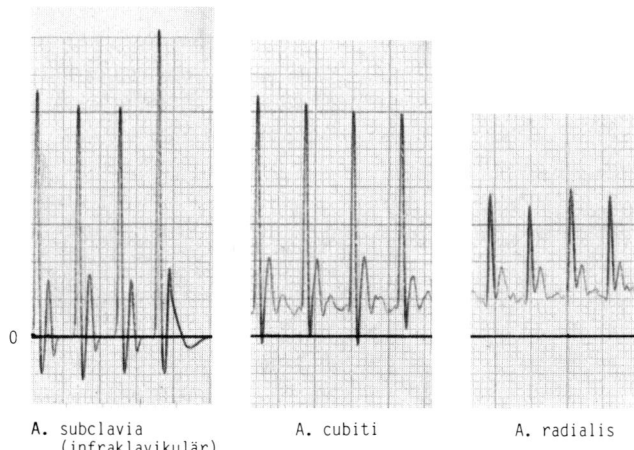

A. subclavia   A. cubiti   A. radialis
(infraklavikulär)

Abb. 14. P. D., ♂, 29 J. Vierfacher Kajak-Weltmeister. Raumtemperatur 27,5 °C, Weitstellung der peripheren Gefäße infolge der hohen Raumtemperatur mit typischer Veränderung der peripheren HTG

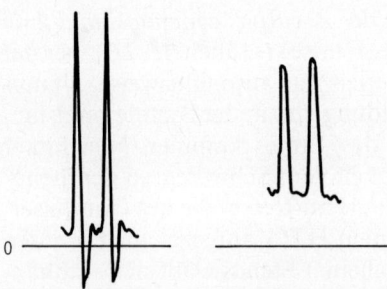

Abb. 15. *Links:* Normale Doppler-Kurve der A. femoralis; *rechts:* Kurve der A. femoralis bei höhergradiger Stenose der A. iliaca externa

ders vom normalen hohen peripheren Gefäßwandtonus abhängt, verschwindet er typischerweise bei maximaler peripherer Widerstandsabsenkung bzw. arterieller Gefäßweitstellung, so physiologischerweise bei reaktiver Hyperämie bei Belastung oder postischämisch oder bei sehr hoher Umgebungstemperatur (Abb. 14), oder pathologischerweise poststenotisch bei peripherer Minderdurchblutung (Abb. 15) mit Abnahme der Durchblutungsreserve oder infolge einer generellen Hypoxie (Abb. 12) oder sonstigen Zuständen einer systemischen oder lokalen Hyperzirkulation.

Mit zunehmender proximaler Stenosierung – etwa ab 70%igen Stenosen – rutscht zunächst der Dip über die Nullinie; gleichzeitig steigt die mittlere diastolische Strömungsgeschwindigkeit an (periphere Widerstandsabsenkung und dadurch anhaltend hohes Druckgefälle über die Stenose hinweg auch in der Diastole mit permanenter systolisch/diastolischer Strömung) (Abb. 15, 16), um bei höchstgradigen Stenosen (über 90%ig) oder Verschlüssen wieder abzusinken (Abb. 16). Außerdem nimmt – im Gegensatz zu Zuständen mit Hyperzirkulation, z. B. nach Belastung, wobei die Durchblutung um mehr als das Zehnfache gesteigert werden kann – der systolische Spitzenfluß und die systolische Anstiegssteilheit fortschreitend ab (Abb. 15, 16). Anhand dieser Veränderungen lassen sich höhergradige arterielle Stenosen und Verschlüsse im Becken- und Schultergürtelbereich durch die direktionale USD-Untersuchung der A. femoralis bzw. A. subclavia/axillaris und brachialis mit hoher Zuverlässigkeit nachweisen und die Stenosen grob quantifizieren. Gegenüber der Druckmessung mit USD erweitert sich die Möglichkeit der Lokalisierung eines Strombahnhindernisses um eine weitere Etage nach proximal. Selbstverständlich kann auch die Etagenlokalisation entlang einer Extremität durch die direktionale USD-Untersuchung der peripheren Arterien vorgenommen werden.

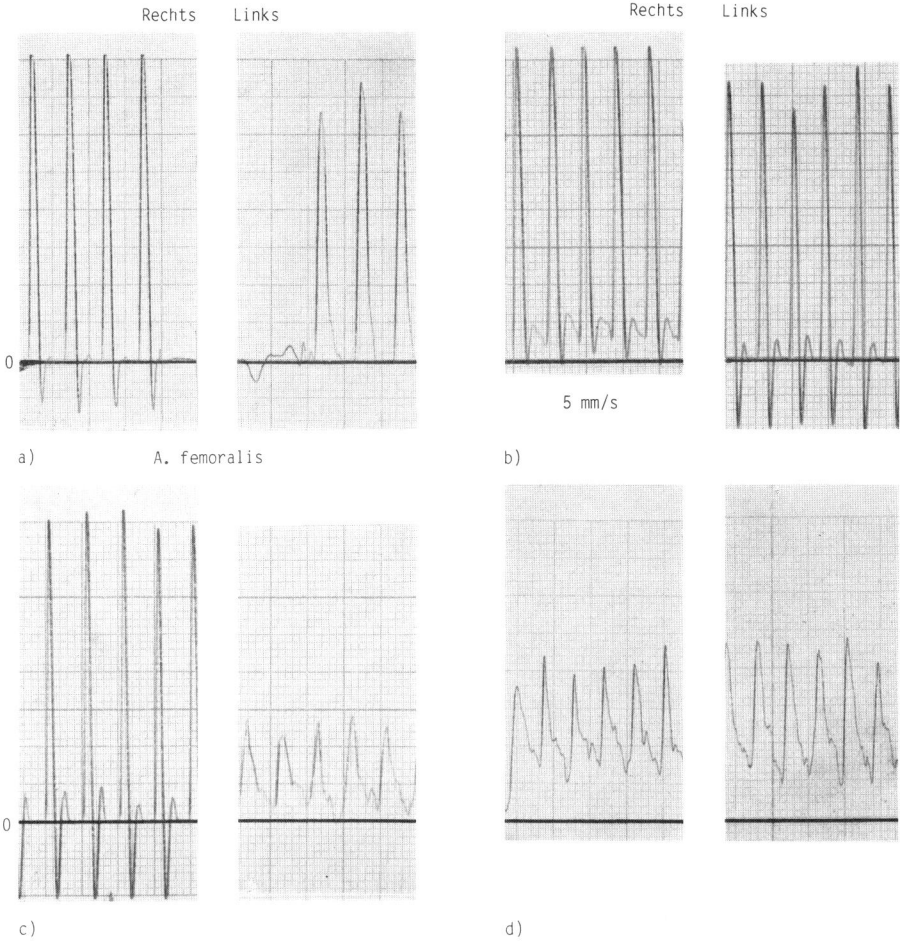

Abb. 16. a G. R., ♂, 61 J. Über 60%ige Stenose der A. iliaca communis sinistra; Verschluß der A. femoralis superficialis sinistra. Periphere Druckquotienten:
A. tibialis posterior: rechts 0,92   links 0,72
A. dorsalis pedis: 0,92   0,78

b S. K., ♀, 41 J. Isolierte, kurzstreckige 70- bis 80%ige Stenose der A. iliaca externa dextra

c W. M., ♂, 54 J., Kaminkehrer. Vor 8 Jahren angiographischer Nachweis einer höchstgradigen Stenose der A. iliaca communis sinistra; jetzt wahrscheinlich Verschluß. Periphere Druckquotienten:
A. tibialis posterior: rechts 1,01   links 0,59
A. dorsalis pedis: 1,02   0,61

d S. H., ♂, 56 J. Bislang unbekanntes Leriche-Syndrom; seit 10 Jahren Claudicatio intermittens (Stadium II a); periphere Druckquotienten: 0,4/0,3 und 0,4/0,2 [ein entsprechender Befund findet sich beim Ergotismus mit Spasmus der Verteilerarterien im Beckenbereich (s. Abb. 16 e, f)]

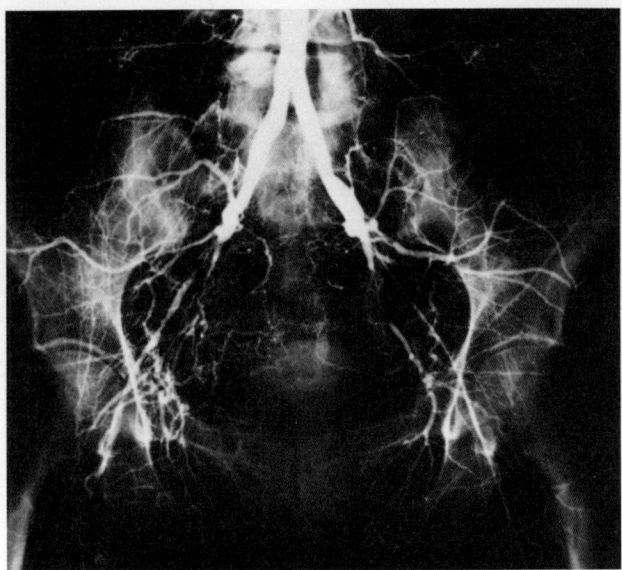

Abb. 16. e Katheterangiographie bei einer 49jährigen Patientin mit subchronisch verlaufendem Ergotismus: ausgeprägter Spasmus der muskulären Verteilerarterien im Becken beidseitig, funktionell fast einem Verschluß entsprechend. (Etwa drei Cafergot-Supp./Woche über 10 Jahre eingenommen; allmähliche Entwicklung einer claudicatio intermittens mit zuletzt unter 100 m Gehstrecke)

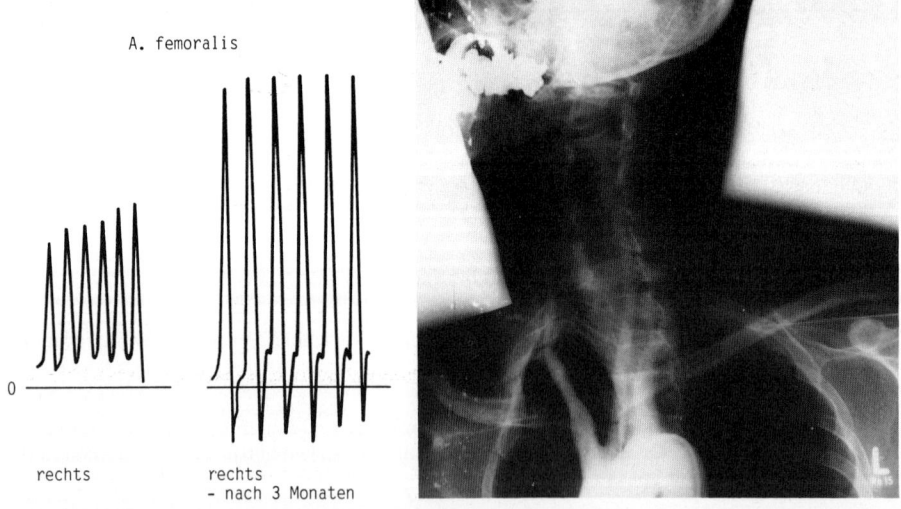

Abb. 16. f *(links)* Ultraschall-Doppler-Verlaufsuntersuchung bei der gleichen Patientin (Abb. 16 e) etwa 3 Monate nach der Angiographie beginnend

g *(rechts)* Proximaler Verschluß der A. subclavia bei einem 58jährigen Patienten mit Polymyalgia rheumatica (Katheterangiographie)

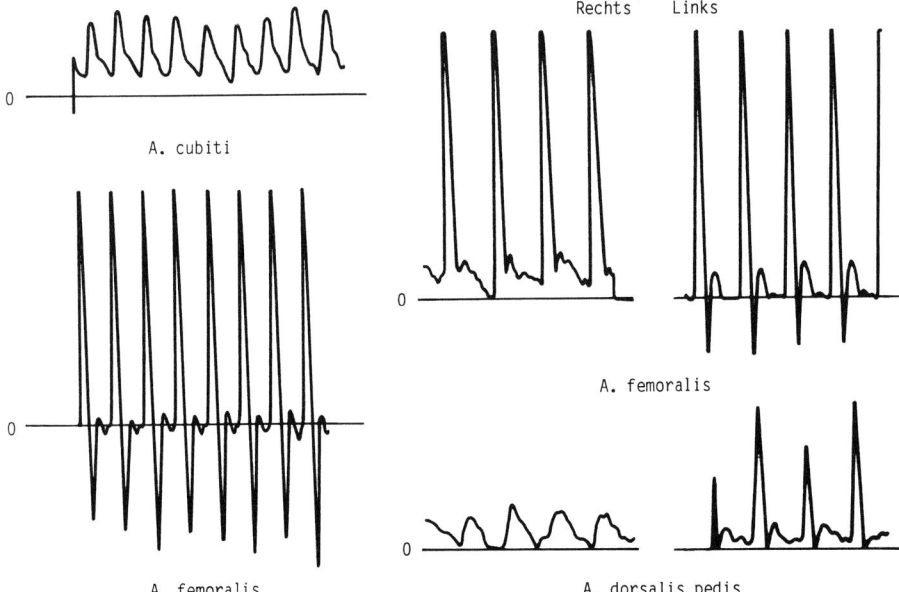

A. cubiti

Rechts   Links

A. femoralis

A. femoralis

A. dorsalis pedis

Abb. 16. h *(links)* USD-Untersuchung beim gleichen Patienten (Abb. 16 g) 2 Jahre später: Zeichen des höchstgradigen Strombahnhindernisses im Zustrom zu A. brachialis (beidseitig); Normalbefund an A. femoralis (beidseitig)

i *(rechts)* Direktionale USD-Untersuchung von A. femoralis und A. dorsalis pedis bei einem 45jährigen Betriebsassistenten (pAVK rechts im Stadium II nach Fontaine; seit 30 Jahren 15 Zigaretten/ Tag). Zeichen für vorgeschaltete Stenose im Zustrom zur A. femoralis dextra; ausgeprägt pathologisches Hämotachygramm der A. dorsalis pedis dextra; d.h. höchstgradiges vorgeschaltetes Strombahnhindernis, hier Verschluß der A. tibialis anterior (Mehretagenprozeß) bei Thrombangiitis obliterans

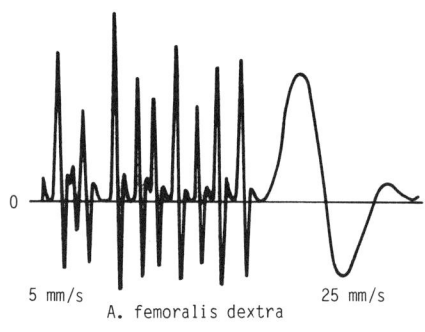

5 mm/s   25 mm/s
A. femoralis dextra

A. tibialis posterior dextra

Abb. 16. j T. H., ♂, 59 J. (10 Jahre Spritzlackierer). Absolute Arrhythmie; USD-Untersuchung: pathologisches Hämotachygramm der A. tibialis posterior (verzögerter Anstieg, stark verminderte systolische Amplituden) bei Strombahnhindernis im Bereich der Trifurkation. Einige Tage alter embolischer Verschluß

Spezielle Anwendungsverfahren

Zur Unterscheidung von Stenosen und Verschlüssen und vor allem zur Beurteilung des Erfolgs gefäßchirurgischer Maßnahmen, auch in der Longitudinalbeobachtung, kann die Bestimmung des *Pulsatilitätsindex* PI (nach Gosling) eingesetzt werden (Abb. 17):
PI = mittlerer Quotient aus [Amplitude a(Vorfluß) + b(Rückfluß)] zu mittlerer Blutstromgeschwindigkeit über die gesamte Herzaktion.

Der PI ermöglicht eine semiquantitative Analyse der USD-Kurven von Extremitätenarterien, da er von der Sondenwinkelstellung unabhängig ist; an der bevorzugt beurteilten A. femoralis beträgt er normalerweise 4,5 und mehr (Mittelwert bei 7 männlichen Studenten (26 ± 5 J.): 9,8 ± 2,4). (In der Literatur sind verschiedene Formeln zur Berechnung eines PI-Wertes angegeben; spezielle Vorteile einer bestimmten Berechnungsart konnten wir bisher nicht feststellen.)
Selbstverständlich kann man auch am Doppler-Hämotachygramm analog zu anderen Kreislauffunktionskurven (Abb. 9) verschiedene *Zeitwerte* und zusätzliche *Blutstromgeschwindigkeitswerte* bestimmen; so beträgt z. B. die mittlere Blutstromgeschwindigkeit bei jungen Männern (26,5 ± 5 Jahre) in der A. femoralis 15,2 ± 5,6 cm/s (n = 13) und in der A. brachialis/cubiti 6,0 ± 1,4 cm/s (n = 7). In Tabelle 4 sind derartige Zeit- und Geschwindigkeitswerte aus Hämotachygrammen extremitätenversorgender Arterien von gesunden, jungen Personen aufgeführt. Kritisch muß festgehalten werden, daß nach eigenen Untersuchungen diese Werte die diagnostischen Aussagemöglichkeiten der USD-Methode oder die Beurteilung eines Therapieerfolgs (z. B. nach perkutaner Katheterrekanalisation) kaum bereichern. Zum Teil liegt dies an den relativ großen Streuungen dieser Werte (s. Tabelle 4), die eine scharfe Trennung zwischen normal und pathologisch nicht zulassen. Außerdem verhalten sich diese Werte teilweise völlig unterschiedlich je nachdem, ob sie prä- oder poststenotisch ermittelt werden (so kann proximal einer hochgradigen Stenose die maximale Rückflußgeschwindigkeit, der Dip, zunehmen, während sie poststenotisch abnimmt, bzw. der Dip verschwindet).
Am ehesten diskriminieren noch zwischen gesund und krank je nach Lokalisation des Strombahnhindernisses die Pulsanstiegszeit, die maximale Vorwärtsflußgeschwindigkeit, der Quotient aus maximaler Vorwärtsflußgeschwindigkeit zu Pulsanstiegszeit und der Pulsatilitätsindex PI.

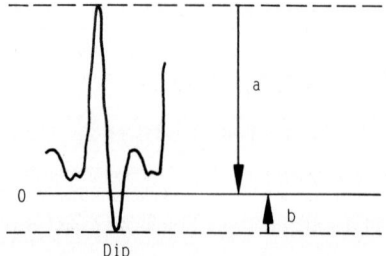

Abb. 17. Pulsatilitätsindex PI ist definiert als mittlerer Quotient aus (Amplitude a + Amplitude b): mittlerer Blutströmungsgeschwindigkeit über die gesamte Herzaktion. (Aus Marshall, 1983)

Tabelle 4. Zeit- und Geschwindigkeitswerte aus Hämotachygrammen extremitätenversorgender Arterien gesunder Personen im Alter von 27 ± 1,5 Jahren

	① Pulslaufzeit (transit-time) [s]	② Gesamtpulsdauer [s]	③ Systolische Vorwärtsflußzeit (forward-flow-time) [s]	④ Rückwärtsflußdauer (reflow-time) [s]	⑤ Maximale Vorwärtsflußgeschwindigkeit (flow-velocity) [cm/s]
A. axillaris (n = 6)	0,15 ± 0,02	0,84 ± 0,09	0,18 ± 0,02	0,17 ± 0,06	27,9 ± 4,2
A. brachialis	0,16 ± 0,02	0,82 ± 0,12	0,17 ± 0,06	0,10 ± 0,06	19,9 ± 8,1
A. radialis	0,18 ± 0,01	0,84 ± 0,08	0,14 ± 0,03	0,09 ± 0,03	11,2 ± 2,2
A. ulnaris	0,18 ± 0,02	0,85 ± 0,11	0,14 ± 0,03	0,11 ± 0,05	12,6 ± 4,9
A. femoralis (n = 12)	0,18 ± 0,02	0,85 ± 0,09	0,17 ± 0,02	0,15 ± 0,03	42,4 ± 17,7
A. tibialis posterior (n = 6)	0,27 ± 0,01	0,83 ± 0,10	0,18 ± 0,03	0,36 ± 0,04	14,4 ± 6,8
A. dorsalis pedis	0,31 ± 0,04	0,86 ± 0,10	0,18 ± 0,03	0,30 ± 0,04	11,1 ± 6,1

	⑥ Maximale Rückflußgeschwindigkeit (peak reverse velocity) [cm/s]	⑦ Vorwärtsflußgeschwindigkeit: Rückflußgeschwindigkeit	⑧ Systolische Pulsanstiegszeit (pulse-rising-time) [ms]	⑨ Systolische Pulsrückkehrzeit (pulse-decay-time) [ms]	⑩ Pulsrückkehrzeit: Pulsanstiegszeit (Pulsquotient)
A. axillaris (n = 6)	6,2 ± 1,9	4,7 ± 1,0	80 ± 9	104 ± 18	1,3 ± 0,3
A. brachialis	6,0 ± 2,1	3,6 ± 1,2	71 ± 11	103 ± 24	1,5 ± 0,8
A. radialis	3,6 ± 2,5	2,9 ± 0,8	67 ± 13	77 ± 20	1,2 ± 0,3
A. ulnaris	4,0 ± 2,6	2,7 ± 0,8	62 ± 16	82 ± 21	1,4 ± 0,4
A. femoralis (n = 12)	11,6 ± 4,4	3,7 ± 1,7	111 ± 16	155 ± 16	1,4 ± 0,4
A. tibialis posterior (n = 6)	5,5 ± 3,2	3,1 ± 1,4	83 ± 21	119 ± 25	1,7 ± 0,7
A. dorsalis pedis	4,3 ± 2,9	2,5 ± 0,2	66 ± 24	110 ± 15	1,9 ± 0,8

Typische Kriterien des HTG extremitätenversorgender Arterien

Das HTG extremitätenversorgender Arterien ist beim Gesunden in Ruhe typischerweise *mehrphasisch* mit:

– antegradem Gipfel in der Strömungssystole,
– frühdiastolischem Rückfluß und
– spätsystolischen Oszillationen.

Ein *monophasisches* HTG weist auf verminderte Elastizität der Arterie, auf eine höhergradige proximale Stenose ($>70\%$) oder auf anderweitig verminderten peripheren Widerstand (Hyperzirkulation). Fehlende Pulsatilität mit anhaltender antegrader Strömung geringer Geschwindigkeit weist auf einen kollateral schlecht überbrückten proximalen Verschluß (Überleitung durch verschiedene kleine Kollateralbahnen).

In Tabelle 5 und 6 sind allgemeine Kriterien zur qualitativen Beurteilung des akustischen Doppler-Signals und des Hämotachygramms bei der Untersuchung des arteriellen Systems zusammengefaßt.

Tabelle 5. Arterielle Ultraschall-Doppler-Diagnostik

Akustisches Doppler-Signal	Beurteilung	Interpretation
Hoch, laut, zischend; im Rhythmus der Herzaktion systolisch rasch ansteigend	Normales arterielles Signal	Arterie offen; Passage frei
Rauh, leise, undeutlicher als normal; systolisch langsamer ansteigend	Verminderte, verlangsamte Strömung, Turbulenzen	Strombahnhindernis, periphere Widerstandserhöhung a) Wandveränderungen (Plaque, Stenose, Verschluß) b) funktionelle Vasokonstriktion, Spasmen c) Strömungsverlangsamung (schwere Herzinsuffizienz, Schock)
Kein Signal	Stummes Segment	Kompletter, dekompensierter Arterienverschluß (meist akut)
Höher, stärker als normal (peitschenhiebartig)	Stark beschleunigte Blutströmung	a) HMV gesteigert (Streß, Hyperthyrose, hyperkinetisches Herzsyndrom, Aorteninsuffizienz) b) Stromzeitvolumen lokal gesteigert (av-Fistel, Anzapfsyndrom) c) im Stenosebereich

Gang der praktischen Untersuchung des peripheren arteriellen Systems mit USD

Die Untersuchung beginnt immer mit der Anamnese und einem *klinischen Status* einschließlich beidseitiger Blutdruckmessung, sorgfältiger kardialer Untersuchung und Palpation und Auskultation der typischen Arterienpunkte. Nach

Tabelle 6. Qualitative Beurteilung einer arteriellen Doppler-Kurve

---

1. Pulsatilitätsverlust weist auf Erkrankungsprozeß proximal der Ableitungsstelle
2. Eine proximale Stenose verringert die systolische Amplitude, verlängert die Dauer des systolischen Vorwärtsflusses und dämpft diastolische Oszillationen
3. Direkt über einer Stenose hoher systolischer Gipfel mit breiter systolischer Pulskurve
4. Gedämpfte diastolische Oszillationen deuten verminderte Gefäßelastizität, proximale Stenosen oder niedrigen peripheren Widerstand an
5. Niedrige diastolische Geschwindigkeiten zeigen hohen peripheren Widerstand, hohen venösen Druck oder Vasokonstriktion an
6. Hohe diastolische Geschwindigkeit zeigt niedrigen peripheren Widerstand oder Vasodilatation an

---

ausreichender Ruhepause (ca. 30 min) wird das HTG von A. femoralis, A. tibialis posterior und A. dorsalis pedis beidseits aufgezeichnet und am möglichst völlig waagrecht liegenden Patienten der Druck in A. tibialis posterior und A. dorsalis pedis beidseits gemessen; unmittelbar anschließend wird am liegenden Patienten nochmals der Blutdruck am Oberarm mit der Doppler-Sonde bestimmt – ggf. an dem Arm, der bei der ersten Messung den höheren Druck aufgewiesen hatte. Üblicherweise werden bei dieser Untersuchung auch noch orientierend die Halsschlagadern und die V. femoralis beidseits beschallt. Gegebenenfalls wird die Untersuchung noch durch die Druckmessung an der A. fibularis und – nach Aufzeichnung des HTG – an der A. poplitea ergänzt.

Wenn keine erschwerenden Untersuchungsbedingungen vorliegen, dauert diese USD-Untersuchung 15–20 min.

Selbstverständlich kann erforderlichenfalls ein entsprechendes Untersuchungsprogramm auch an den *Armen* durchgeführt werden.

Bei der Doppler-Untersuchung an den Knöchelarterien ist auch auf die Blutströmungsrichtung zu achten, da eine kollaterale Versorgung einer Arterie über die andere(n) Knöchelarterie(n) mit retrograder Durchströmung vorliegen kann. Dies kann gegebenenfalls durch Kompression der versorgenden Arterie abgesichert werden. Wenn Knöchelarterien orthotop nicht aufgefunden werden können, kann eine Druckmessung auch unter Beschallung von Metatarsalarterien meist zwischen dem ersten und zweiten Mittelfußknochen durchgeführt werden. Auch hierbei kann durch Kompression dorsal des Innenknöchels und am Fußrücken überprüft werden, von welcher Knöchelarterie die Metatarsalarterien in diesem Fall versorgt werden.

Entsprechende Befunde und Tests sind auch bei der direktionalen Untersuchung von A. radialis und A. ulnaris in Höhe des Handgelenks möglich (s. auch Kap. 6) (Abb. 18).

USD-Suchtest ("Siebtest", "Screening") zum Ausschluß oder Nachweis einer peripheren AVK: HTG der A. femoralis und Knöchelarteriendrücke in Ruhe in Relation zum Oberarmdruck; bei normalem Ausfall Belastungs- oder Postischämietest.

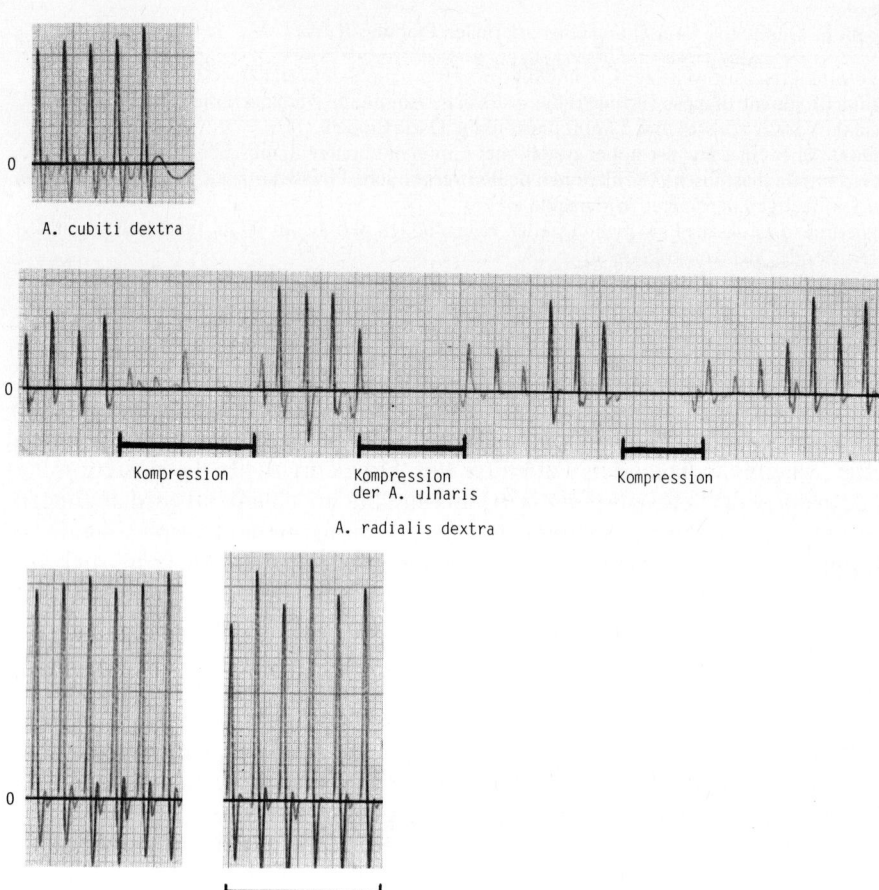

A. cubiti dextra

Kompression   Kompression   Kompression
der A. ulnaris

A. radialis dextra

Kompression der
A. radialis

A. ulnaris dextra

Abb. 18. S. T., ♀, 60 J. Zustand nach Unterbindung der A. radialis dextra proximal des Handgelenks; Kollateralversorgung durch die A. ulnaris über das Rete carpi palmare et dorsale; Untersuchung vor Neuanlage einer Cimino-Fistel

3.3.2.2 Direktionale Doppler-Untersuchung der Aorta abdominalis

Die direktionale Doppler-Untersuchung der Aorta abdominalis ist zwar in der Untersuchung des Arteriensystems von untergeordneter Bedeutung und kann und soll nicht mit dem optimalen Verfahren der sonographischen Darstellung im schnellen B-Bild zur Diagnostik von Bauchaortenaneurysmen konkurrieren (Abb. 19 a). Bei schlankeren Patienten ist aber die Beschallung der proximalen Bauchaorta mit der Doppler-Sonde möglich und kann orientierend Aufschluß geben, ob eine normale Hämodynamik (Abb. 20) oder ausgeprägtere Turbulenzen im Bereich eines Aneurysmas (Abb. 19 b) vorliegen – oder keine Turbulenzen, wenn ein Aortenaneurysma bis auf ein „normales" Lumen zuthrombosiert

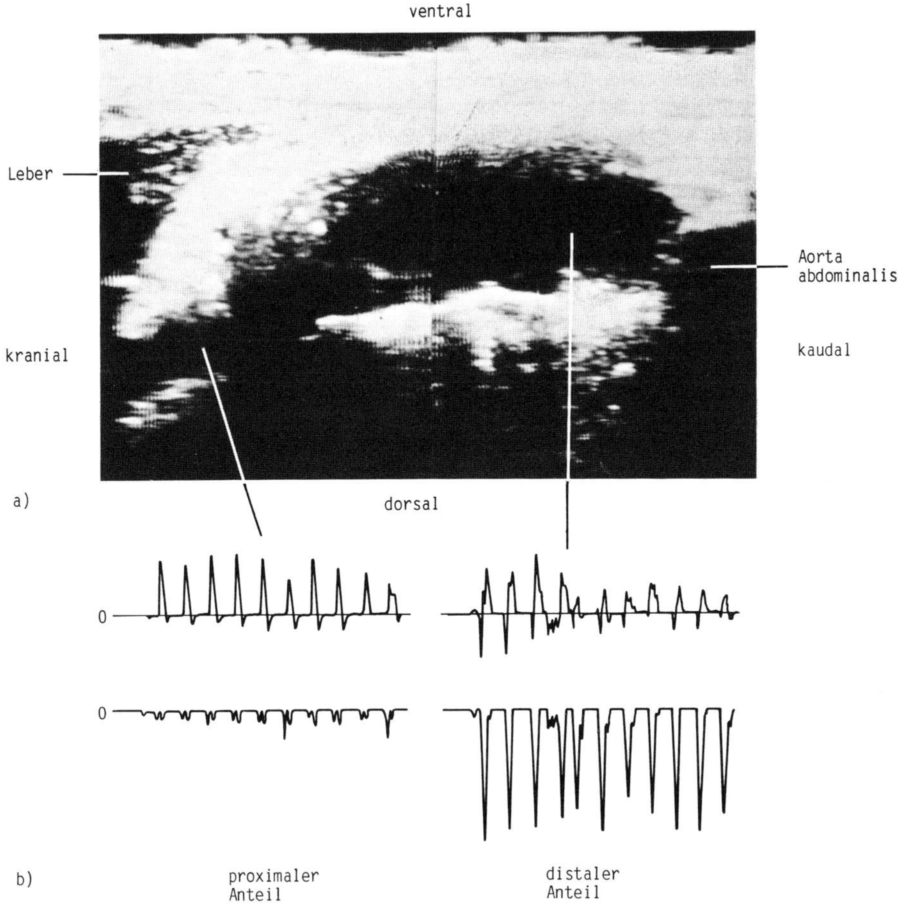

ventral

Leber ——

Aorta
abdominalis

kranial

kaudal

a)

dorsal

0 —

b)   proximaler   distaler
                      Anteil   Anteil

Abb. 19. a Sonographische Darstellung eines Bauchaortenaneurysmas (Längsschnitt). **b** A. A., ♂,
58 J. Hochdruck seit 15 Jahren; USD-Untersuchung eines palpierbaren und sonographisch gesi-
cherten Bauchaortenaneurysmas; erhebliche Turbulenzen mit ausgeprägten systolischen Rückflußanteilen *(unterer Teil)*

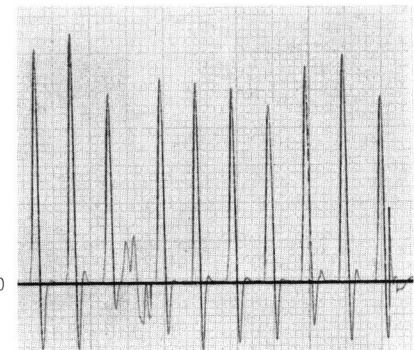

0

Abb. 20. HTG der Bauchaorta bei einem
42jährigen Patienten (Normalbefund)

ist. (Wie bei der sonographischen Darstellung kann starke Darmgasüberlage-
rung die Beschallung der Aorta mit der USD-Sonde unmöglich machen.)

3.3.2.3 USD-Untersuchung der hirnversorgenden Arterien

Indirekte orbitale Untersuchung

Da die indirekte orbitale Untersuchung des Karotisstromgebiets im Vergleich
zur direkten Beschallung am Hals relativ einfach ist, sollte man bei der Einarbeitung in die Doppler-Untersuchung der hirnversorgenden Arterien damit be-
ginnen. Doch handelt es sich immer nur um eine unvollständige Untersuchung,
die keinesfalls den Ausschluß eines relevanten Strombahnhindernisses der
A. carotis interna und nur in beschränktem Umfang den weitgehend sicheren
Nachweis zuläßt.

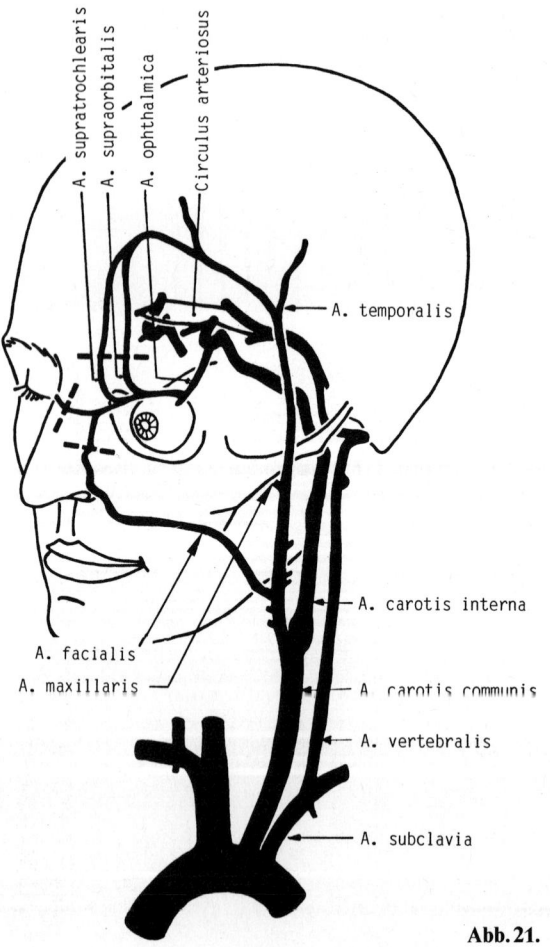

Abb. 21.

A. supratrochlearis und A. supraorbitalis

sind die frontoorbitalen Endäste der A. ophthalmica aus der A. carotis interna (Abb. 21). Die A. supratrochlearis ist weitestgehend konstant und isoliert am medialen Augenwinkel auffindbar und daher besonders gut für diese Untersuchung geeignet (Abb. 21, 22, 24). Die A. supraorbitalis ist nicht immer auffindbar, oder weist mitunter sehr kleine Amplituden auf. A. supratrochlearis und A. supraorbitalis anastomosieren in diesem Bereich intensiv mit Endästen der gleich- und gegenseitigen A. carotis externa (A. temporalis superficialis, A. facialis, z. T. auch A. maxillaris) (Abb. 21, 23, 24).

Physiologischerweise weist die Strömungsrichtung nach außen auf die paranasal über dem inneren Augenwinkel aufgesetzte Doppler-Sonde zu (Abb. 23, 24), da der Druck im Carotis-interna-Stromgebiet hier höher ist als in dem der Carotis externa („Wasserscheide"). Die Aa. supratrochlearis/supraorbitalis sind eine Art extrakranielles Fenster für das Carotis-interna-Stromgebiet und ermöglichen dessen indirekte Beurteilung mittels der direktionalen Doppler-Sonde.

Bei hämodynamisch wirksamen, nichtkompensierten Carotis-interna-Stenosen kommt es nämlich zur Flußabnahme bis zur Stromrichtungsumkehr in der gleichseitigen A. ophthalmica und A. supratrochlearis/supraorbitalis infolge Kollateralisation der poststenotischen A. carotis interna über das Stromgebiet der A. carotis externa (Abb. 23). Durch Kompression verschiedener Carotis-externa-Äste, ggf. auch kontralateral wegen der vielfältigen Anastomosen zur Gegenseite, kann die Aussage dieser Untersuchungsmethode noch deutlich gesteigert werden (Abb. 24).

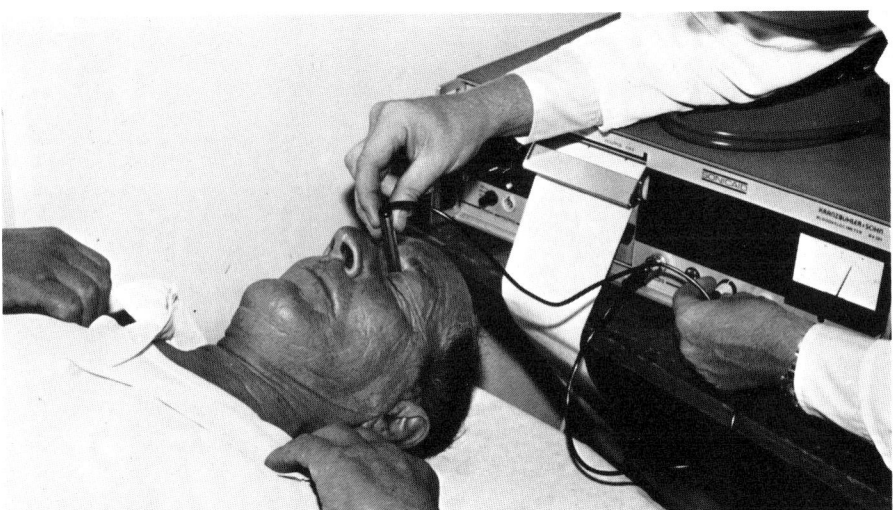

Abb. 22. Untersuchung der A. supratrochlearis mit der Ultraschall-Doppler-Sonde

◀ **Abb. 21.** Schematische Darstellung der Hals- und Kopfarterien, die für die funktionelle Beurteilung extrakranieller Stenosen und Verschlüsse mit Doppler-Ultraschall von Bedeutung sind. (Nach Keller et al., 1973)

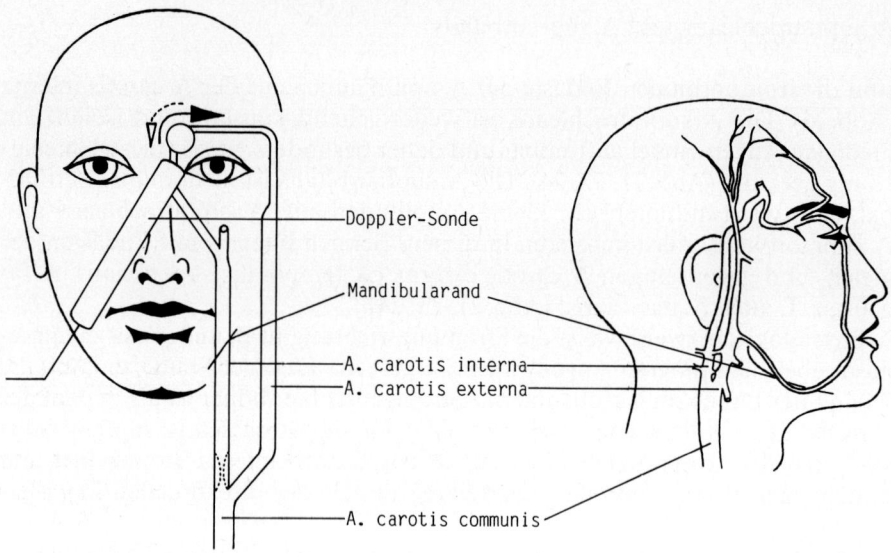

Abb. 23. Schematische Darstellung der Untersuchung der A. supratrochlearis zum Nachweis hämodynamisch wirksamer Strombahnhindernisse der A. carotis interna. (Nach Marshall, 1983)

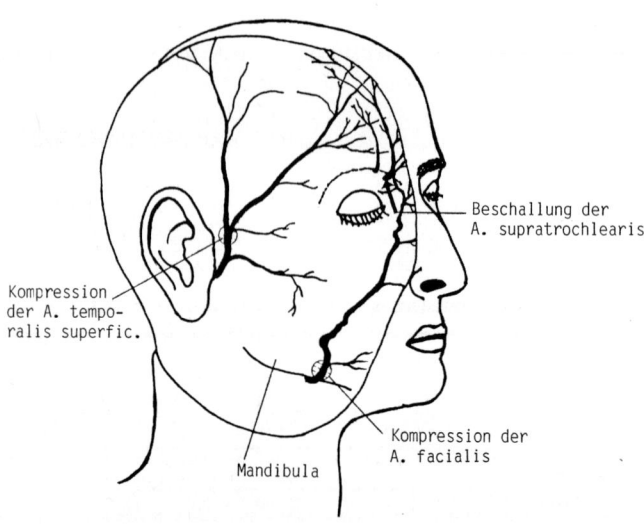

Die Aa. supratrochlearis und supraorbitalis können selten im Seitenvergleich wechselsinnig eine unterschiedlich starke orthograde Strömung aufweisen, wobei es sich um einen Normalbefund handelt. In diesem Fall ist die Beschallung *beider* Arterien erforderlich (Abb. 25). Überhaupt zeigt die A. supraorbitalis

Rechts   Links

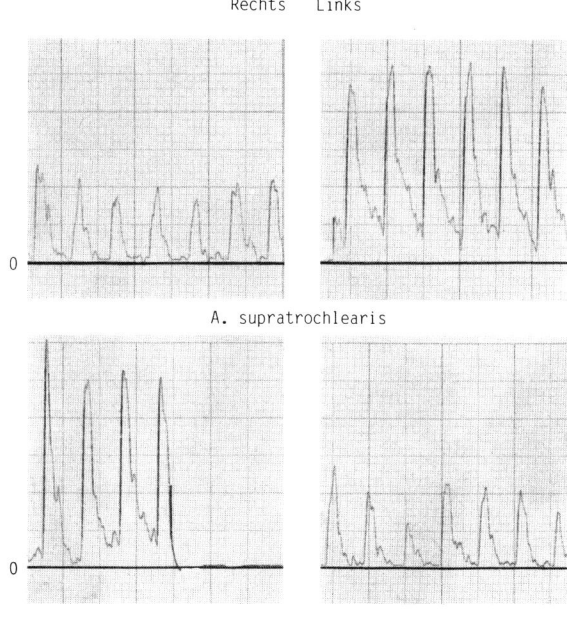

A. supratrochlearis

A. supraorbitalis

Abb. 25. K. V., ♂, 56 J. Seltener Normalbefund: Unterschiedlich starke orthograde Strömung in A. supratrochlearis und A. supraorbitalis wechselsinnig im Seitenvergleich

häufig erhebliche Seitenvariationen, spricht aber oft sehr deutlich auf die Kompressionsteste an (s. u.).

Bei der direktionalen USD-Untersuchung der A. supratrochlearis ist ein normaler Befund – d. h. *orthograde Strömungsrichtung; ausreichend hohe, seitengleiche Amplituden; normale Kurvenform* – in rund 90% richtig negativ (die Angaben schwanken stark in der Literatur). Fast 90% der pathologischen Doppler-Befunde entsprechen im Angiogramm Verschlüssen bzw. Stenosen. Bei etwa 85% der Patienten mit angiographisch gesichertem Carotis-interna-Verschluß ist die indirekte orbitale Untersuchung eindeutig pathologisch. Die Untersuchung zeigt also eine ausreichende Sensitivität (richtige Diagnosen: Gesamtzahl der Erkrankungen) und Spezifität (richtig erkannte Normalbefunde: Gesamtzahl der Normalbefunde). Doch lassen sich selbstverständlich nur hämodynamisch wirksame, d. h. höhergradige, über 50%ige Stenosen nachweisen. Die Unterscheidung zwischen Stenose und Verschluß ist durch Beschallung allein der A. supratrochlearis ohne zusätzliche Untersuchung der Karotiden nicht möglich (Stenose: operabel; Verschluß: üblicherweise keine Operationsindikation).

Bezüglich der pathologischen Durchströmung der Aa. supratrochlearis/ supraorbitalis sind alle Übergänge möglich: Verminderung der orthograden Durchströmung, Ausbildung eines Druckgleichgewichts zwischen Externa- und Internastromgebiet ohne nachweisbaren Blutfluß bzw. mit nur geringer Pendelströmung („Nullströmung") oder retrograde Durchströmung (Strömungsumkehr).

Das Kriterium „Strömungsumkehr" erlaubt mit etwa 98%iger Sicherheit die Voraussage einer Stenose oder eines Verschlusses der A. carotis interna; es gehört zu den *„harten Kriterien"* bei der USD-Diagnostik von zerebralen Durchblutungsstörungen (Abb. 26). Retrograde Durchströmung der A. supratrochlearis mit hoher diastolischer Strömungsgeschwindigkeit – über ⅓ der Gesamtamplitude – spricht mehr für Verschluß der A. carotis interna (Abb. 27).

Bei „Nullströmung" kann eine hämodynamisch wirksame Strömungsbehinderung in über 80% vorausgesagt werden zusammen mit Kompressionstesten (Abb. 28).

Einseitige Amplitudenverminderung ist – optimale Untersuchungstechnik vorausgesetzt – nur verwertbar, wenn sie ausgeprägt ist, d. h. über 40% gegen-

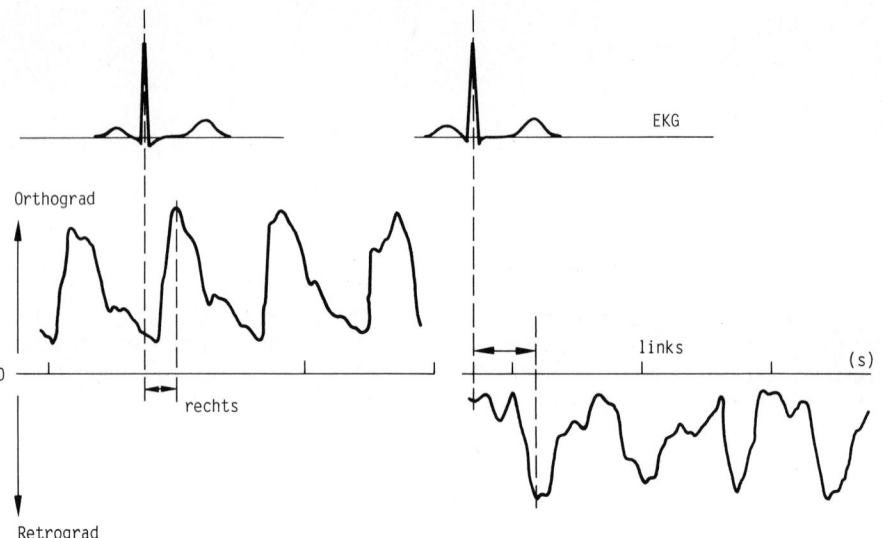

Abb. 26. M. M., ♂, 65 J. Strömungsumkehr in der A. supratrochlearis sinistra bei Verschluß der A. carotis interna sinistra; zusätzlich Verspätung des systolischen Geschwindigkeitsgipfels links im Vergleich zur R-Zacke des EKG

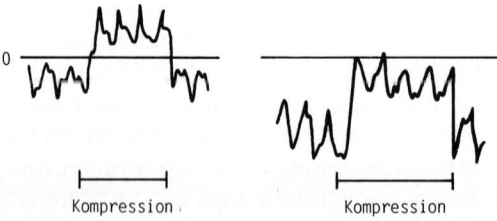

Abb. 27. *Links:* Pathologische Doppler-Kurve der A. supratrochlearis mit retrograder Durchströmung, die sich bei kompletter Kompression der Externa-Äste umkehrt. *Rechts:* Bei ungenügender Kompression kommt es nur zu einer Verminderung der retrograden Durchströmung. (Papiervorschub 5 mm/s)

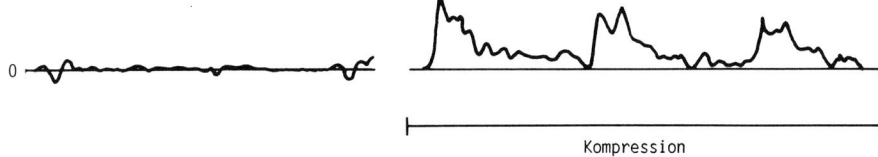

Kompression

Abb. 28. *Links:* Doppler-Kurve der A. supratrochlearis bei „Nulldurchströmung". *Rechts:* Kurve der gleichen A. supratrochlearis bei Kompression der A. facialis: orthograde Durchströmung. (Papiervorschub 25 mm/s)

über der Gegenseite. Dann ist auch sie Hinweis für Strombahnhindernis im Internabereich; dabei sind die Kompressionstests besonders wichtig (diagnostische Trefferquote über 70%).

Kompressionstests (Abb. 24, 27, 28)

Digital komprimiert wird die A. temporalis superficialis (über dem Jochbein am oberen Ohrmuschelansatz) und die A. facialis (am Mandibularand) einzeln und kombiniert und ggf. kontralateral wegen der mitunter intensiven Anastomosierungen untereinander; manchmal wird eine Hilfsperson benötigt. Begonnen wird mit der Kompression der A. temporalis superficialis auf der Seite des – wahrscheinlich – pathologischen Befundes, da oft deren alleinige Kompression zur Befundabklärung ausreicht. Kompressionsdauer mindestens 10 Herzaktionen, wenn auch die entsprechende Reaktion meist gegebenenfalls sehr rasch erfolgt (Abb. 27, 28). Durch diese Kompressionen wird der Druck im orbitalen Externa-Stromgebiet herabgesetzt und damit ggf. eine pathologische Kollateralversorgung des Internagebiets vermindert oder unterbrochen, was zu einer orthograden Durchströmung oder orthograden Mehrdurchströmung von A. supratrochlearis und A. supraorbitalis führt (Abb. 23, 27, 28). Eine orthograde Strömungsbeschleunigung kann in geringerem Maße auch beim Gesunden auftreten; doch ist diese dann weitgehend symmetrisch, und es besteht primär keine pathologische Seitendifferenz der Amplituden im HTG von A. supratrochlearis/supraorbitalis. Bei einem hämodynamisch wirksamen Strombahnhindernis in der A. carotis interna vor dem Ophthalmicaabgang mit pathologischem indirekt orbitalen Befund sollte der Kompressionstest zu mehr als einer Verdopplung der mittleren Strömungsgeschwindigkeit in der A. supratrochlearis/supraorbitalis führen.

Dieses Auftreten einer orthograden Durchströmung bei Kompression von Ästen der A. carotis externa erleichtert auch das Auffinden der A. supratrochlearis bei „Nullströmung" (Abb. 28).

Ausnahmsweise kann auch die *Kompression der A. carotis communis* diagnostisch hilfreich sein – diese jedoch nur unter *Reanimationsbereitschaft* (Zwischenfälle in etwa 1‰ der Untersuchungen), so kurz wie nötig und möglichst weit proximal (bei Kompression in Höhe der Bifurkation bestünde vermehrt die Gefahr, thrombotisches Material abzulösen und den Carotissinus zu reizen).

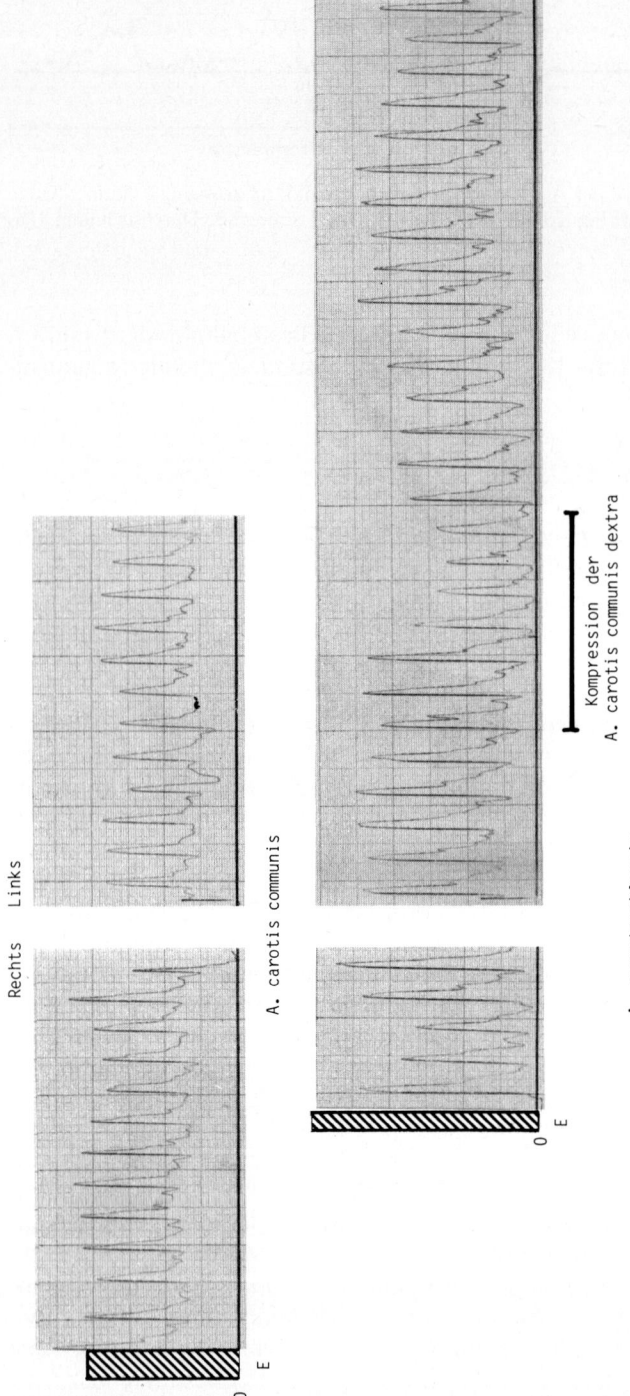

Abb. 29. Höchstgradiges Strombahnhindernis in der A. carotis interna sinistra; bei der indirekten orbitalen Untersuchung der A. supratrochlearis zunächst Normalbefund; erst bei Kompression der (kollateral versorgenden) *rechten* A. carotis communis Flußabnahme in der *linken* A. supratrochlearis. E = Eichzacke

Bei Verschluß der A. carotis interna kann selten eine so gute Kollateralversorgung über den Ramus communicans anterior durch die kontralaterale A. carotis vorliegen, daß erst nach deren Kompression ein Druckabfall in der gegenseitigen A. ophthalmica mit Amplitudenabnahme oder Shuntumkehr nachweisbar wird (Abb. 29). [Auch über die A. vertebralis kann selten eine derartige Kompensation eines Carotis-interna-Verschlusses über den Circulus arteriosus Willisii gegeben sein, was dann nicht durch Kompressionstests, sondern höchstens durch eine direkte optimale Beschallung der Vertebralarterien nachweisbar ist (s. 3.3.2.3)]. Allerdings zeigt der *Circulus Willisii* in etwa 50% der Fälle streckenweise Hypo- und Aplasien mit Funktionsstörungen.

In entsprechender Weise ist auch eine *Funktionsprüfung des Ramus communicans anterior* möglich:
Die Kompression einer A. carotis communis führt bei ausreichender Funktion dieser Verbindung zu einer kompensatorischen Flußsteigerung in der A. carotis interna der Gegenseite, was sich durch direkte Beschallung dieser Arterie und der A. carotis communis, aber auch an einer Amplitudenzunahme im HTG der zugehörigen A. supratrochlearis nachweisen läßt.

Die sorgfältige Analyse der Ophthalmikakollateralen ist auch vor Anlage eines extra-intrakraniellen Bypasses wichtig, um mögliche nachteilige Interaktionen zwischen der natürlichen und der künstlich herzustellenden Umwegszirkulation auszuschließen und um eine funktionstüchtige natürliche Kollaterale nicht zu schädigen.

Fehlermöglichkeiten bei der indirekten orbitalen USD-Untersuchung

Trotz ihrer relativen Einfachheit bereitet die indirekte orbitale USD-Untersuchung mitunter Probleme, wobei offenkundige anatomische Normabweichungen wie Narbenbildungen (Abb. 30) oder Deformierungen der Orbita gar nicht berücksichtigt werden sollen. Auch diese Untersuchung bedarf erheblicher Erfahrung.

Ein ganz allgemeines Problem sind die großen Variationen des Flusses in A. supratrochlearis und A. supraorbitalis bereits beim Gesunden. Bei Hypertonikern finden sich mitunter außerordentlich hohe orthograde Flußgeschwindigkeiten in diesen Arterien.

Wie alle indirekten Methoden (Thermographie, Ophthalmodynamometrie und -plethysmographie) versagt auch die indirekte orbitale USD-Untersuchung oft bei bilateralen Carotis-interna-Stenosen oder bei zusätzlichen Carotis-externa-Stenosen. Auch können keine Informationen über den Fluß in der A. vertebralis und A. subclavia gewonnen werden.

Da die indirekte orbitale USD-Untersuchung in ihrer Aussage ganz wesentlich von den Strömungs- und Druckverhältnissen im Carotis-externa-Gebiet abhängt, muß man sich vor dieser Untersuchung immer davon überzeugen, ob die Externaäste überhaupt durchströmt sind. Daher zuerst immer einen allgemeinen Gefäßstatus einschließlich Palpation der A. temporalis superficialis erheben; ist diese Arterie einwandfrei tastbar, so ist ein Verschluß der gleichseitigen A. carotis externa so gut wie ausgeschlossen!

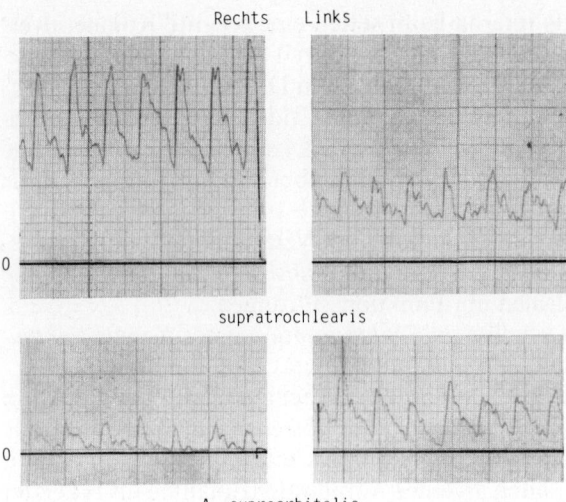

Abb. 30. S. D., ♂, 37 J. Große Narbe über der linken Augenbraue medial, dadurch veränderter USD-Befund bei der indirekten orbitalen Untersuchung. Weiterführende Untersuchungen ergaben keinen Anhalt für Strombahnhindernis im Carotis-Gebiet

Eine weitere Schwierigkeit bedeutet der Umstand, daß die Strömungsgeschwindigkeit in der A. ophthalmica, A. supratrochlearis und A. supraorbitalis nicht nur pathologisch vermindert, sondern auch erhöht sein kann. Eine beschleunigte orthograde Durchströmung findet sich bei einem Verschluß der entsprechenden A. carotis externa (s. o.). Auch ein Strombahnhindernis im Carotis-interna-Gebiet *distal* des Abgangs der A. ophthalmica (supraklinoidale Stenose) führt zu einer kompensatorischen Mehrdurchströmung der gleichseitigen A. ophthalmica, A. supratrochlearis und A. supraorbitalis (s. 3.3.2.3 und Abb. 42, 43).

Bei unilateraler Carotis-interna- plus -externa-Stenose findet sich bei der indirekten orbitalen Untersuchung in über 70% ein normaler Befund.

Wird fälschlicherweise statt der A. supratrochlearis oder supraorbitalis einer der zahlreichen Äste von A. temporalis superficialis, A. maxillaris oder A. facialis beschallt, so kann je nach Verlaufsrichtung eine scheinbar pathologische retrograde oder eine orthograde Durchströmung imponieren. Bei Kompression der speisenden Arterie käme es sowohl bei der „orthograden" wie bei der „retrograden" Strömung zu einer abrupten Fluß*abnahme,* was bei der „retrograden" Strömung dann als positiver Kompressionstest mißinterpretiert würde. Wird der andere, nicht direkt speisende Hauptast der A. carotis externa komprimiert, kann es zu einer Flußgeschwindigkeitszunahme kommen, ggf. zu einer Zunahme der „retrograden" Strömung. Zunahme einer „retrograden" und Abnahme einer „orthograden" Strömung bei den Kompressionstests lassen sofort an eine derartige fehlerhafte Beschallung denken. Selten können allerdings echte Interpretationsprobleme auftreten.

Mitunter können auch starke *Schlingenbildungen* der A. supratrochlearis zu ähnlichen Interpretationsschwierigkeiten führen. (Auch nach Anlegen eines extraintrakraniellen Bypass könnte es zu atypischer Reaktion – Zunahme eines retrograden Flusses in der A. supratrochlearis – bei Kompression der bypassspeisenden A. temporalis superficialis kommen.)

Direkte USD-Untersuchung der A. carotis communis und ihrer Äste

Diese Untersuchung stellt in den Augen vieler – ob zu Recht oder Unrecht – die Krönung der USD-Diagnostik dar. Zum einen ändert dies nichts daran, daß die USD-Methode zur Untersuchung des *gesamten* Kreislaufsystems dient, zum anderen bedarf die USD-Untersuchung der hirnversorgenden Arterien tatsächlich einer optimalen Ausbildung, intensiven Übung und – bis eine ausreichende Sicherheit und Zuverlässigkeit erreicht ist – jahrelanger Übung. Die Forderung nach selbständiger, kontrollierter Untersuchung und Beurteilung von derzeit 100 Patienten im Rahmen einer entsprechenden Weiterbildung mag zwar praxisorientiert und noch ausreichend praktikabel sein, ist aber sicherlich die Mindestforderung, die durch intensive, selbstkritische Weiterbildung im Kontakt mit einem erfahrenen Untersucher ergänzt werden muß (die Zahl soll auf 500 erhöht werden).

Auf die typischen Befunde bei der Beschallung einer Stenose entsprechenden Grades und des poststenotischen Bereichs bei der Untersuchung entlang der A. carotis communis, A. carotis interna und externa am Hals wurde bereits hingewiesen (s. 3.3.2). Wobei diese Befunde besonders wichtig zur Erkennung und Beurteilung einer *Carotis-interna-Abgangsstenose* sind.

Untersuchungsgang und -technik und typische USD-Befunde

Untersucht wird mit etwas überstrecktem Kopf am liegenden (kleine Nackenrolle) oder am sitzenden Patienten mit Nackenstütze. Nach unserer Erfahrung bevorzugen die Patienten die Untersuchung im Liegen.

Zunächst wird zur ersten Orientierung die A. carotis communis weit proximal mit kopfwärts gerichteter Sonde im Seitenvergleich beschallt (typisches Signal mit diastolisch anhaltend orthograder Blutströmung, Abb. 4, 31, 33). Danach wird die A. carotis communis mit ihren beiden Ästen auf jeder Seite langsam kontinuierlich abgefahren (reichlich Kontaktgel). Zuerst wird der Abgangsbereich der A. carotis communis untersucht, indem mit der Doppler-Sonde proximal am Hals gegen die Blutstromrichtung beschallt wird. In diesem Bereich sind venöse Überlagerungen des öfteren nicht vermeidbar; mitunter ist dies aber auch im weiteren Verlauf schwierig (Abb. 31). Dann verfolgt man die A. carotis communis, die den M. sternocleidomastoideus unterkreuzt, bis zur Bifurkation. Dieser Bereich ist üblicherweise – auch beim Gesunden – an einer deutlichen Strömungsverlangsamung zu erkennen infolge der deutlichen Lumenerweiterung des Karotisbulbus gegenüber der A. carotis communis (Abb. 32).

Es kann nun zuerst die A. carotis interna in direkter Verlängerung in Richtung Kieferwinkel dorsolateral oder die A. carotis externa ventromedial ver-

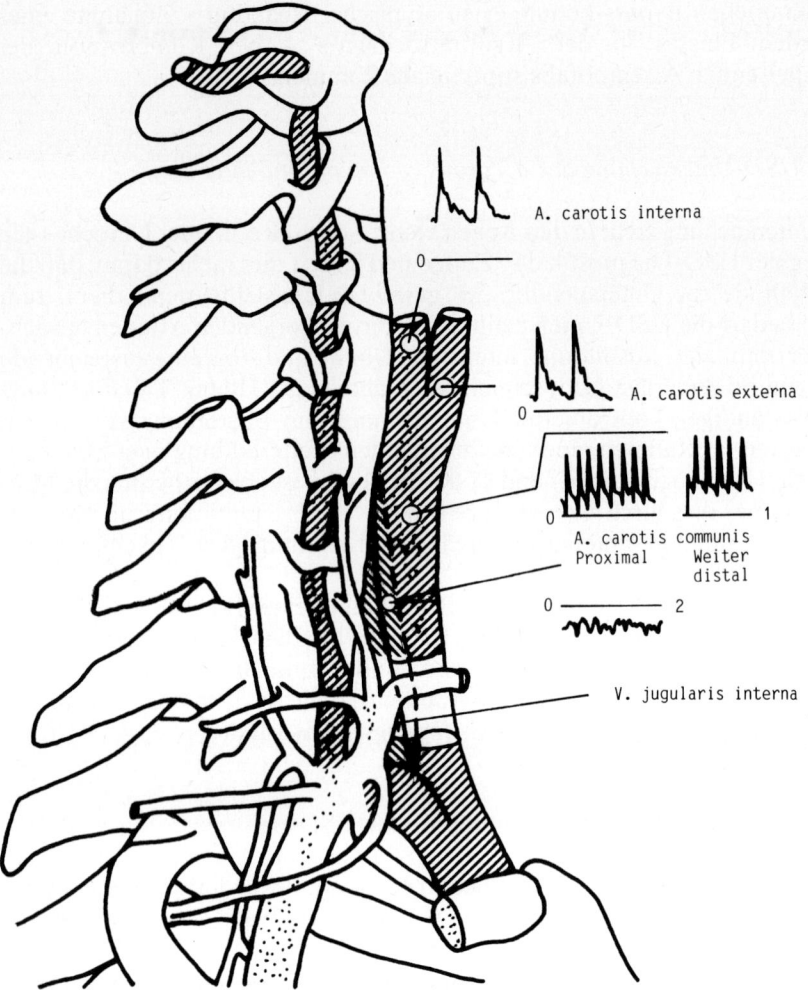

A. carotis interna

A. carotis externa

A. carotis communis
Proximal   Weiter
distal

V. jugularis interna

Abb. 31. Typische USD-Kurven der A. carotis und ihrer Äste. HTG der A. carotis communis mit (links) und ohne (rechts) venöse Überlagerung. *1* Instantes Summen-HTG; *2* instanter Rückfluß (= in diesem Fall venöse Überlagerung)

folgt werden (Abb. 21, 33). Das typische HTG-Profil der A. carotis interna ist sehr hochfrequent mit sehr hoher diastolischer Strömungsgeschwindigkeit (höher als in der A. carotis communis), während die A. carotis externa sich v. a. durch die deutlich langsamere (niedriger als in der A. carotis communis), aber immer orthograde diastolische Strömung auszeichnet. Der Unterschied zwischen der hohen systolischen Spitzengeschwindigkeit und der langsamen diastolischen Geschwindigkeit imponiert bei der A. carotis externa sehr deutlich, fast peitschenhiebähnlich, während das Signal der A. carotis interna mehr kontinuierlichen Charakter hat (Abb. 4, 31, 33). Der systolische Spitzenfluß in der

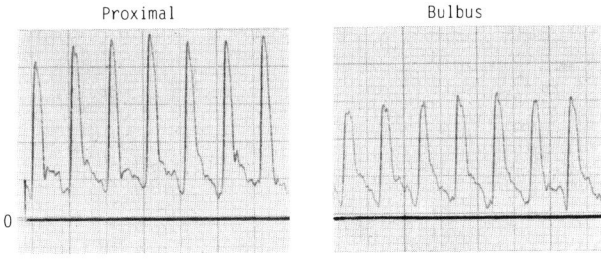

A. carotis communis

Abb. 32. T. D., ♀, 80 J. Strömungsverlangsamung im Bereich des Bulbus der A. carotis communis (Normalbefund)

A. carotis interna weist oft eine höhere Geschwindigkeit als in der A. carotis communis auf; außerdem kommt es oft schädelbasisnah zu einer zusätzlichen – physiologischen – Strömungsbeschleunigung in der A. carotis interna; dieser Befund ist dann symmetrisch und darf nicht als abgangsferne Stenose fehlinterpretiert werden.

Diese typischen Unterschiede in der Hämodynamik der A. carotis interna und A. externa rühren von den sehr unterschiedlichen peripheren Widerständen her: bei der A. carotis interna geringer intrazerebraler Widerstand, bei der Muskulatur und Haut versorgenden A. carotis externa hoher peripherer Widerstand – ähnlich einer extremitätenversorgenden Arterie. Das Strömungsprofil der A. carotis communis liegt zwischen diesen beiden Arterien, gleicht aber mehr der A. carotis interna, da diese etwa ⅔ des Blutangebots der A. carotis communis aufnimmt (Abb. 4, 31, 33).

Zur sicheren *Identifizierung der A. carotis externa* eignet sich ein kurzes, rhythmisches Beklopfen der A. temporalis superficialis oder A. facialis, was – sofern diese Arterien nicht verschlossen sind – auf die A. carotis externa deutlich übertragen wird (Abb. 33). Dieser Test sollte routinemäßig *immer* bei der Beschallung der Äste der A. carotis communis durchgeführt werden, da

- in etwa 3–5% der Fälle ein atypischer – medialer – Abgang der A. carotis interna vorliegt;
- bei reaktiver Hyperzirkulation in der A. carotis externa – z.B. nach kräftigem Anspannen der Kaumuskulatur – diese ein interna-ähnliches Profil mit hoher diastolischer Strömungsgeschwindigkeit bekommen kann (Abb. 34);
- und bei Verschluß einer der beiden Karotisäste eine sichere Identifizierung anderweitig keinesfalls möglich ist; so kommt es bei Verschluß der A. carotis interna zu einer kompensatorischen Flußsteigerung in der A. carotis externa.

Zur Abgrenzung der *A. thyreoidea superior,* die zunächst etwa in Höhe der Karotisbifurkation nach kranial steigt, darauf nach kaudal abbiegt und wegen ihrer hohen diastolischen Strömungsgeschwindigkeit (niedriger peripherer Widerstand) mit der A. carotis interna verwechselt werden kann, hat sich die rhythmische Kompression der Schilddrüse bewährt.

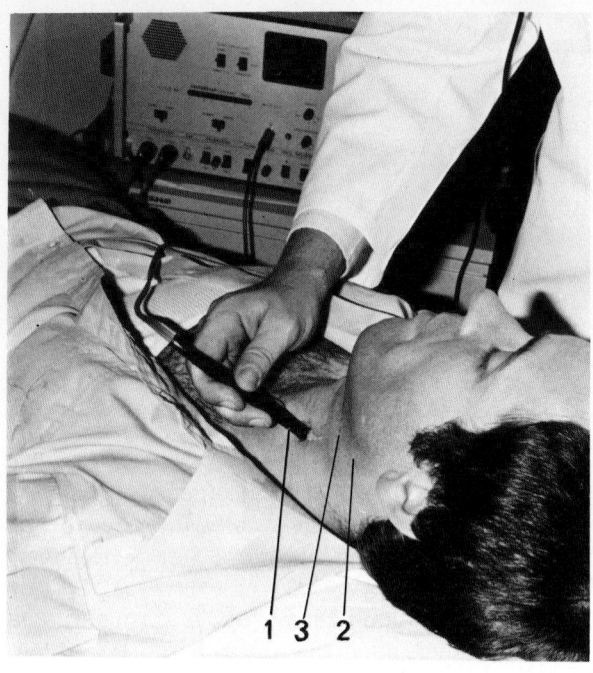

Zugehörige HTG:

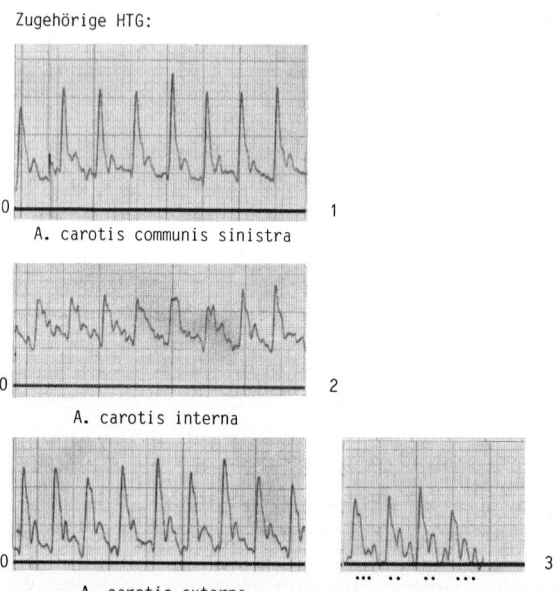

0   1

A. carotis communis sinistra

0   2

A. carotis interna

0   3

A. carotis externa   ··· ··   ·· ···

Abb. 33. Direkte Beschallung der A. carotis communis (Bulbus) (*1*), der A. carotis interna (*2*) und der A. carotis externa (Abgang) (*3*) mit der Doppler-Sonde bei einem 34jährigen Mann. Zur sicheren Identifikation der A. carotis externa wird die A. temporalis superficialis im raschen Wechsel komprimiert. •• = Beklopfen der A. temporalis superficialis

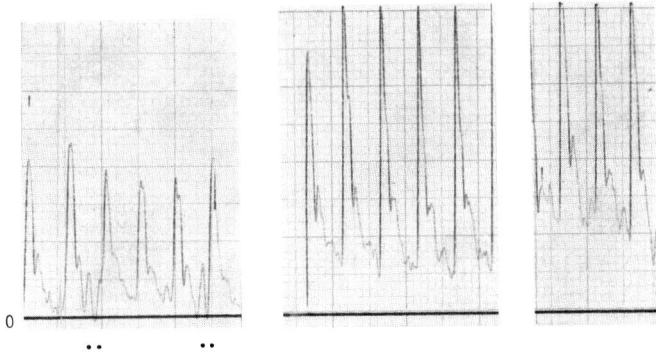

A. carotis externa

Abb. 34. S. A., ♂, 70 J. *Links:* Normalbefund (Ruhedurchblutung der A. carotis externa); *Mitte:* nach kurzfristigem und *rechts:* nach langfristigem Anspannen der Kaumuskulatur (Carotis-interna-typisches Kurvenbild). •• = Beklopfen der A. temporalis superficialis

Mitunter ist die exakte, überlagerungsfreie Beschallung der A. carotis interna und externa im Bifurkationsbereich aus anatomischen Gründen nicht oder nicht zuverlässig möglich.

Allgemein muß beachtet werden, daß mit zunehmendem Alter und abnehmender Gefäßwandelastizität die diastolischen Strömungsgeschwindigkeiten im Karotisstromgebiet physiologischerweise abnehmen. In der A. carotis externa können sie bei alten Menschen nahe Null liegen (Abb. 35).

Diagnostisch bedeutsame Kriterien bei der USD-Untersuchung der A. carotis communis und ihrer Äste

Gefäßpalpation und -auskultation zeigen nur eine geringe diagnostische Trefferrate bei extrakraniellen Stenosen oder Verschlüssen und häufig falsch positive und falsch negative Resultate.

Die USD-Untersuchung kann bei wachen und bewußtlosen, mit gewissen Einschränkungen auch bei unruhigen Patienten – im Gegensatz zur Angiographie – durchgeführt werden. Sie ist eine ideale Screeningmethode wegen ihrer guten Zuverlässigkeit und optimalen Kosten-Nutzen-Relation. Durch die Aufzeichnung der HTG ist auch eine intraindividuelle Longitudinalbeobachtung möglich.

Wie allgemein bei der USD-Untersuchung ist auch bei der Untersuchung der hirnversorgenden Arterien der Seitenvergleich sehr wichtig. Bei beidseitigen Gefäßprozessen kann er jedoch im Stich lassen oder sogar in die Irre führen.

Arterienstenosen können mit der USD-Untersuchung üblicherweise erst ab über 40%iger Einengung mit gewisser Zuverlässigkeit erkannt werden (s. u.).

Geringgradige Abgangsstenosen (Plaques) zeichnen sich mitunter durch eine Verschärfung des arterientypischen Signals im unmittelbaren Abgangsbereich aus.

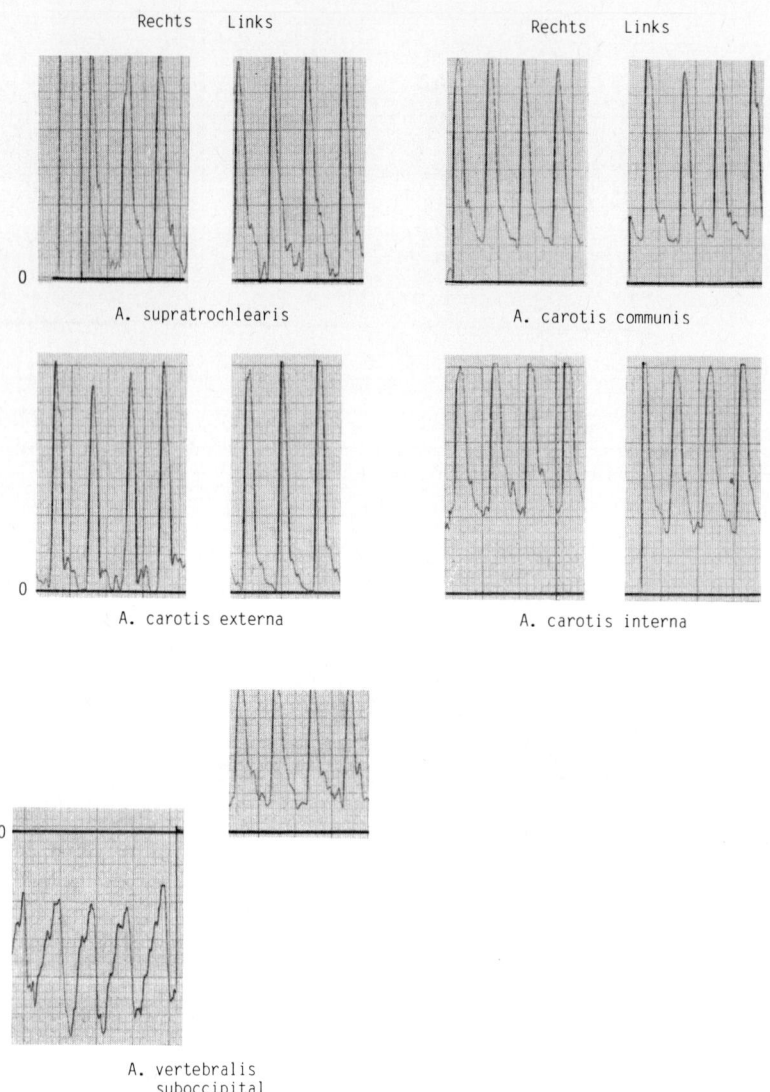

Abb. 35. HTG der hirnversorgenden Arterien bei einem 80jährigen Mann (Normalbefund)

A. carotis communis (A. c. c.). Selbstverständlich sind direkt beschallbare Stenosen entsprechender Ausprägung der A. c. c. zuverlässig nachweisbar; doch ist dies ein relativ seltener Befund (Abb. 36, 37).

Abb. 37a, b. P. B., ♂, 89 J. (Etwa 70%ige Carotis-communis-Stenose links). **a** Erst vergleichende ▶ Beschallung der A. carotis communis beidseitig auf gleicher Höhe (die niedrigen Amplituden rechts können bei einem 89jährigen Patienten normal oder Ausdruck einer Gefäßdilatation sein). **b** Dann kontinuierliche Untersuchung der A. carotis communis sinistra mit Nachweis einer etwa 70%igen Stenose in der Mitte der A. carotis communis

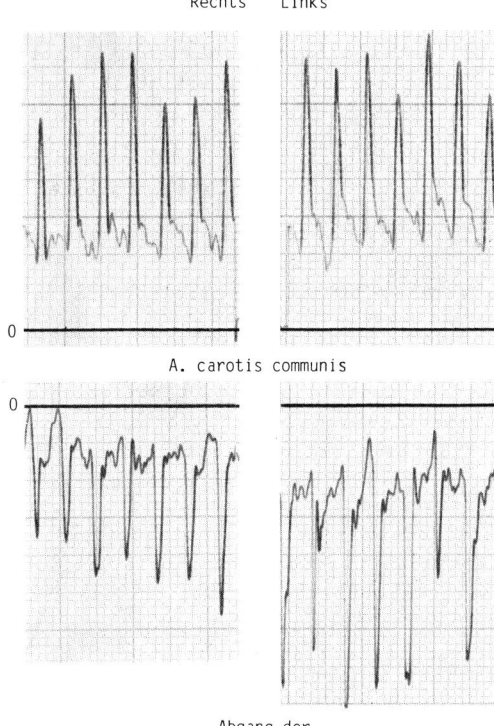

Rechts   Links

0

A. carotis communis

0

Abb. 36. Sch. J., ♂, 60 J. USD: Verdacht
auf 40%ige Abgangsstenose der A. carotis communis sinistra. Befund durch di-
gitale Subtraktionsangiographie bestä-
tigt

Abgang der
A. carotis communis

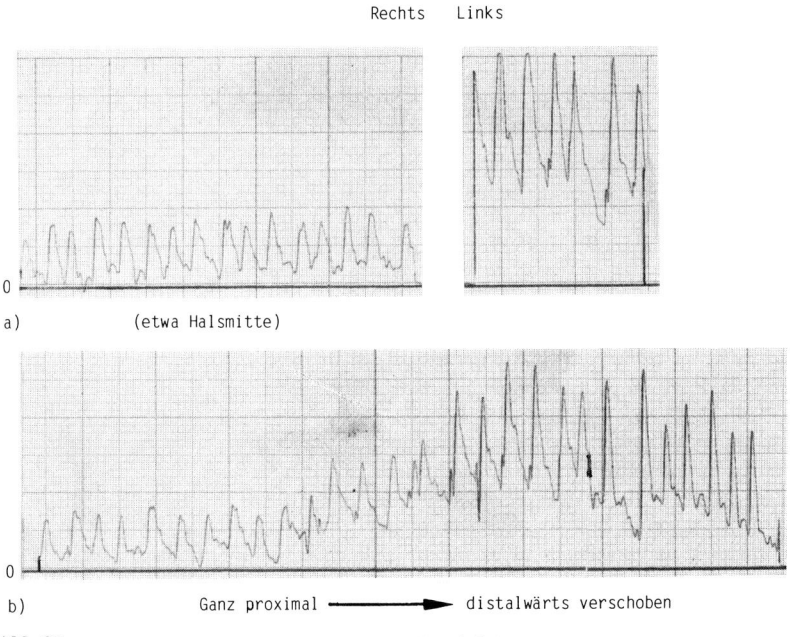

Rechts   Links

0

a)   (etwa Halsmitte)

0

b)   Ganz proximal ⟶ distalwärts verschoben

Abb. 37   A. carotis communis sinistra

Rechts   Links

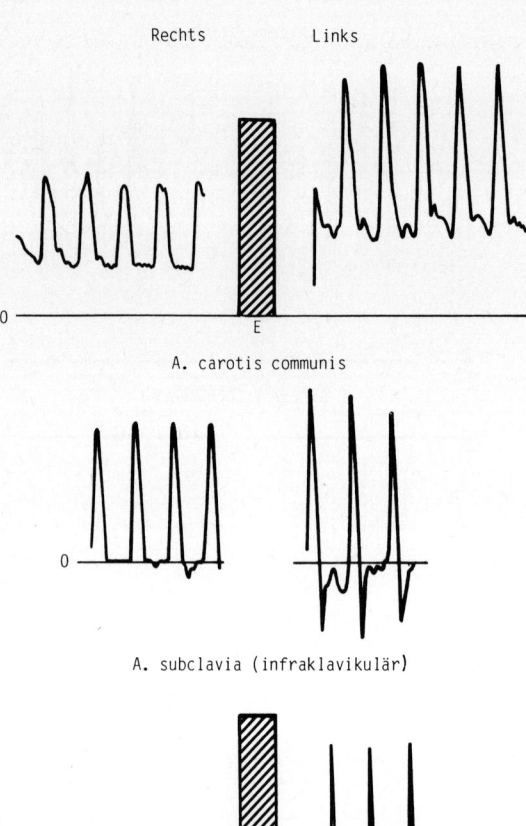

A. carotis communis

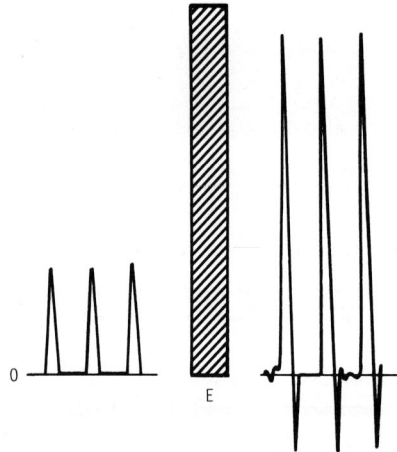

A. subclavia (infraklavikulär)

A. radialis

Abb. 38. F. R., ♀, 61 J. RR: rechts 130/85, links 200/85 mmHg. Stenose des Truncus brachiocephalicus mit pathologischem HTG der A. subclavia und A. radialis dextra und Flußminderung in der A. carotis communis dextra. E = Eichzacke

Abdrängungen, z. B. durch eine Struma, können zu Flußbeschleunigungen in der betroffenen A. c. c. führen. Hämodynamisch wirksame vorgeschaltete Stenosen (auch Trunkusstenosen rechts, Abb. 38), Dilatationen und hochgradige Stenosen oder Verschlüsse der A. carotis interna oder externa führen zur Amplitudenabnahme im HTG der A. c. c. Ein hochgradiges Strombahnhindernis in der A. carotis externa vermindert vor allem den systolischen Spitzenfluß (Abb. 39), in der A. carotis interna v. a. den diastolischen Fluß (da eine stärkere periphere Widerstandserhöhung – entsprechend dem Widerstand in der A. carotis externa – resultiert) (Abb. 40, 41, 45).

Zu einer Zunahme der mittleren diastolischen Strömungsgeschwindigkeit im HTG der A. carotis communis kommt es bei intrazerebralen arteriovenösen Kurzschlußverbindungen – z. B. bei Tumoren oder bei Kollateralversorgung eines gegenseitigen Karotis-Verschlusses über den Circulus Willisii („crossflow“).

Ein Absinken des „D-Werts“ (= mittlere diastolische Amplitude) im HTG der A. c. c. weist also auf eine Stenose der A. carotis interna. D nahe Null deutet auf einen Verschluß der A. carotis interna (Abb. 41). Damit sind evtl. auch höhergradig stenosierende oder obliterierende Prozesse der *intrakraniellen* A. carotis interna, auch distal des *Ophthalmikaabganges,* feststellbar (Abb. 42, 43). Diese intrakraniellen, *supraklinoidalen* Strombahnhindernisse der A. carotis interna können zusätzlich zu einer kompensatorischen Mehrdurchblutung der A. ophthalmica führen, was sich an einer Strömungsbeschleunigung in der A. supratrochlearis/supraorbitalis bei der indirekten orbitalen Untersuchung (s. 3.3.2.3) erkennen läßt (Abb. 42, 43).

Diese typischen Veränderungen im HTG der A. c. c. auf einer Seite zählen zusammen mit der Flußumkehr in der A. supratrochlearis zu den „harten Kriterien“ bei der USD-Untersuchung der hirnversorgenden Arterien.

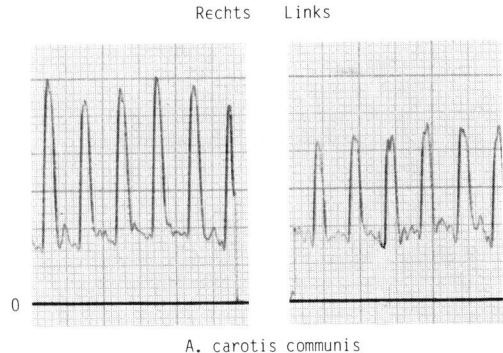

Rechts   Links

0

A. carotis communis

Abb. 39. B. W., ♂, 48 J. (Diabetes mellitus, 60 Zigaretten/Tag). HTG der A. carotis communis bei Verschluß der A. carotis externa sinistra

Rechts   Links

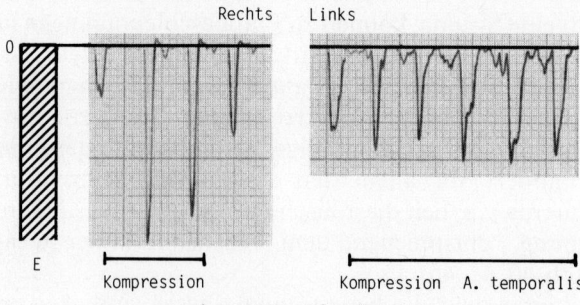

E

Kompression   Kompression   A. temporalis

A. supratrochlearis

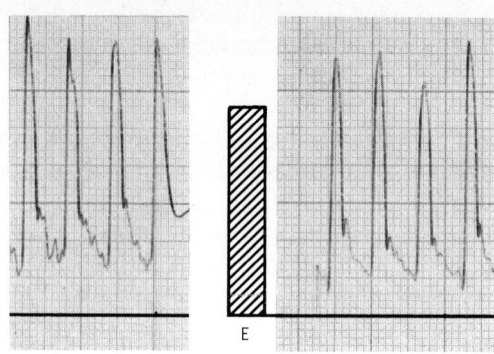

0   E

A. carotis communis

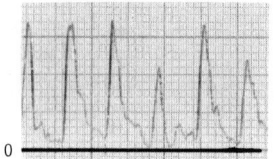

0

A. carotis interna

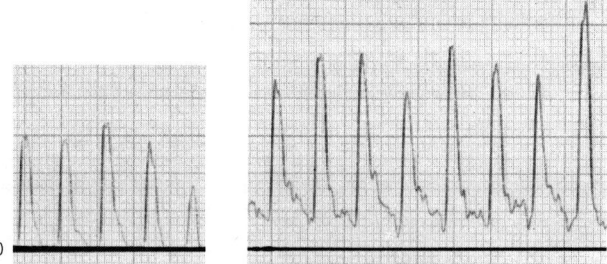

0

A. carotis externa

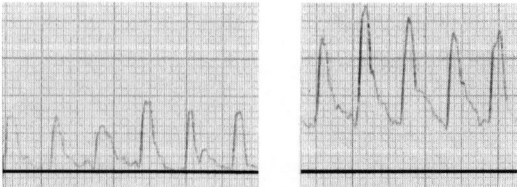

0

A. temporalis superficialis   **Abb. 40.**

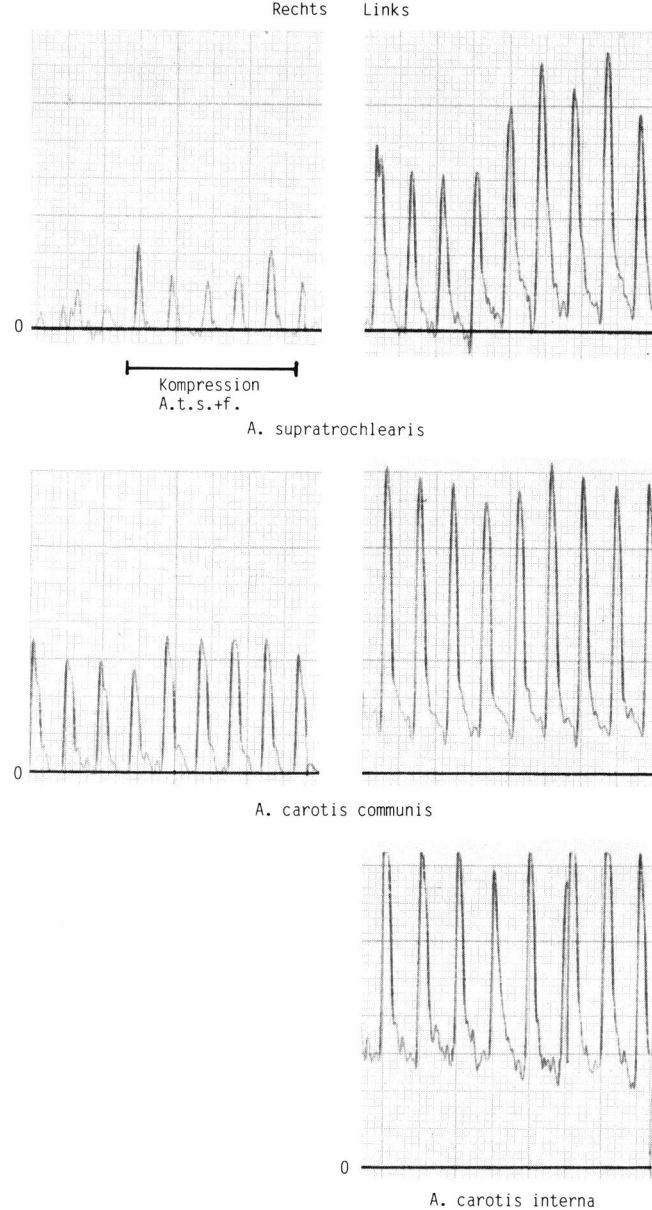

Abb. 41. D. W., ♂, 82 J. Angiographisch gesicherter Verschluß der A. carotis interna dextra (asymptomatisch)

◀ **Abb. 40.** Sch. A., ♀, 61 J. Vor 6 und 5 Jahren Sprachstörungen; vor 5 Jahren extra-intrakranieller Bypass links; vor einem Jahr TEA der A. carotis interna dextra (A. carotis interna sinistra verschlossen). *E* = Eichzacke

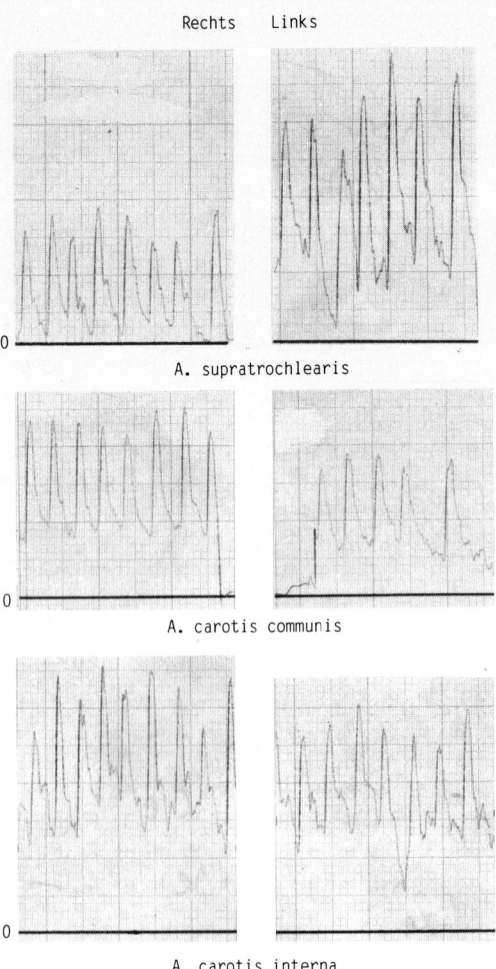

Rechts   Links

A. supratrochlearis

A. carotis communis

A. carotis interna

Abb. 42. R. A., ♀, 80 J. Supraklinoidale Stenose der A. carotis interna sinistra. (Flußbeschleunigung in der A. supratrochlearis sinistra und Flußverminderung in der A. carotis communis–A. carotis interna sinistra)

A. carotis externa (A. c. e.). Hochgradige Abgangsstenosen der A. c. e. führen zu entsprechenden Veränderungen im HTG der Externaäste (Abb. 44a), was zur diagnostischen Absicherung beiträgt; bezüglich der typischen intra- und poststenotischen Befunde sei auf das bei der A. carotis interna Gesagte verwiesen (Abb. 44a, 44b). Die Externaäste können jeweils durch Kompressionstests zusätzlich identifiziert werden. Bei proximalen Verschlüssen von Externaästen kann es in den distalen Abschnitten zur Stromrichtungsumkehr kommen, was ebenfalls mit der direktionalen Doppler-Sonde erkannt werden kann. Auch die Funktion eines extra-intrakraniellen Bypasses kann mit der USD-Sonde überprüft werden (s. Abb. 40).

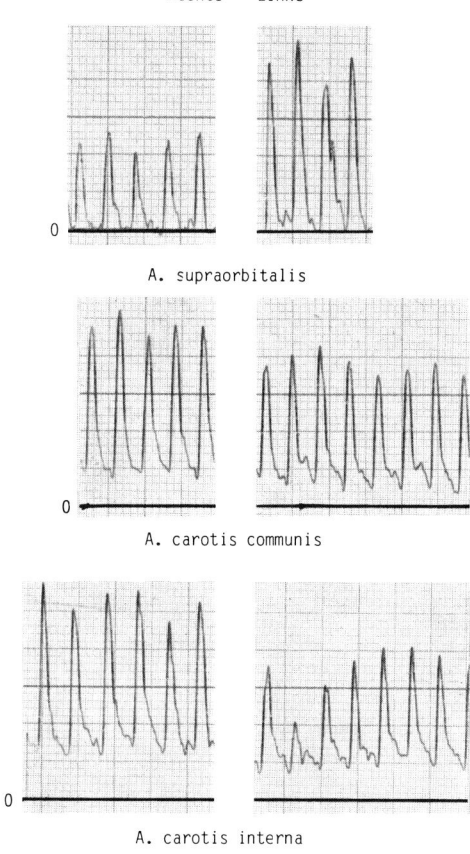

Rechts   Links

A. supraorbitalis

A. carotis communis

A. carotis interna

Abb. 43. H. L., ♂, 79 J. Vor 2 Monaten flüchtige Hemiparese rechts; USD: V. a. supraklinoidale Carotis-interna-Stenose links. CT: Teilinfarkt im Bereich der A. cerebri media sinistra

Vor einer Temporalisbiopsie (Arteriitis temporalis; Polymyalgia rheumatica) muß heute die USD-Untersuchung gefordert werden, um berücksichtigen zu können, ob die A. temporalis superficialis wichtiges Kollateralgefäß für eine verschlossene A. carotis interna ist (auch zur Festlegung der Biopsiestelle).

A. carotis interna (A. c. i.). Wegen der außerordentlich hohen qualitativen und quantitativen Bedeutung der A. c. i.-Abgangsstenosen sei hier ausführlicher auf die *Stenosenbeurteilung* mit USD im Bereich der hirnversorgenden Arterien eingegangen. Stenosen können, wie bereits erwähnt, üblicherweise erst ab über 40%iger Einengung ausreichend zuverlässig erkannt werden. Eine 40- bis 60%ige Stenose zeigt im Stenosebereich eine systolische und diastolische Flußbeschleunigung; das HTG hinter der Stenose bleibt unverändert (Abb. 45 a). 60- bis 80%ige Stenosen führen zusätzlich zu Turbulenzen, die meist besser akustisch als graphisch zu erfassen sind (Abb. 45 b).

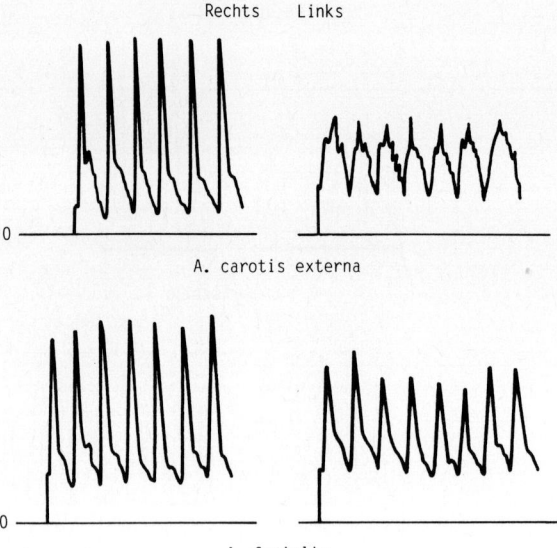

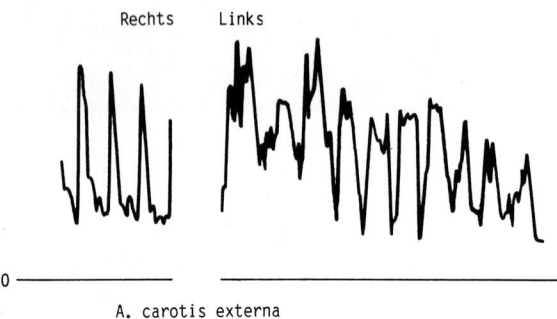

Abb. 44. a B. H., ♂, 75 J. Höhergradige Abgangsstenose der A. carotis externa sinistra, Ableitung des HTG poststenotisch; systolische Geschwindigkeitsminderung und diastolischer Geschwindigkeitsanstieg in der gleichseitigen A. facialis

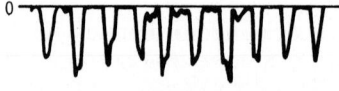

Abb. 44. b H. H., ♂, 55 J. Höhergradige Carotis-externa-Abgangsstenose links (über 70%) mit erheblichen Turbulenzen

Abb. 45. b W. M., ♀, 76 J. Vor 8 Tagen waren nachts Sprach- und Schluckstörungen aufgetreten. ▶ 50–70%ige Abgangsstenose der A. carotis interna sinistra über 1 cm mit poststenotischen Turbulenzen

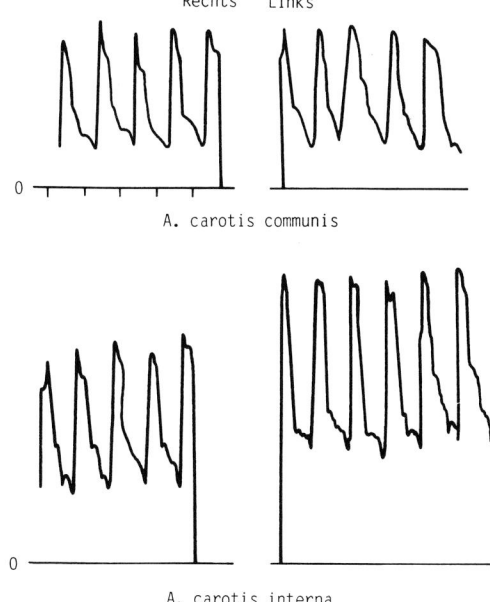

Abb. 45. a A.S., ♀, 62 J. 40–50%ige Abgangsstenose der A. carotis interna sinistra

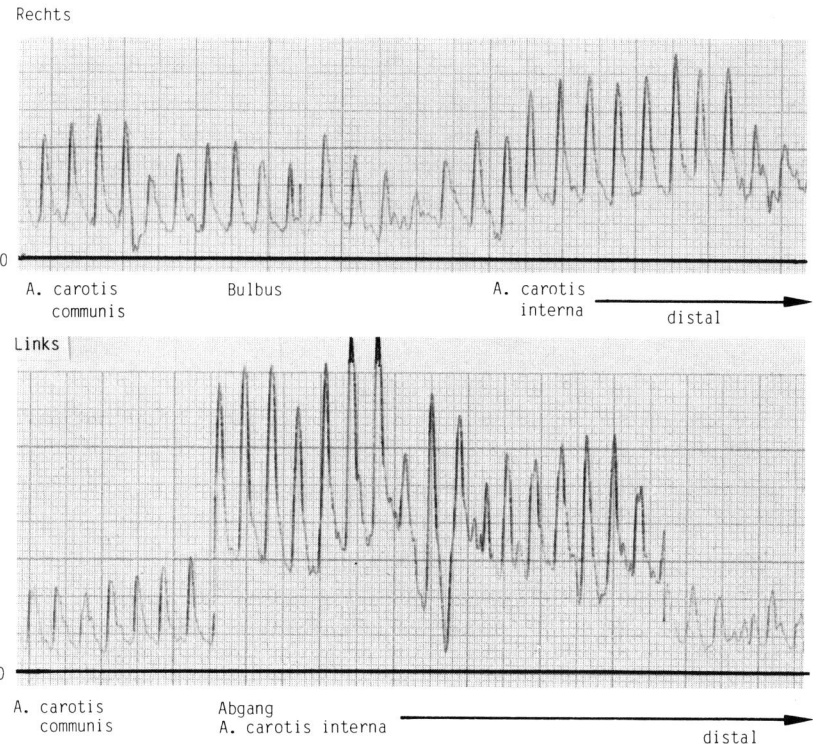

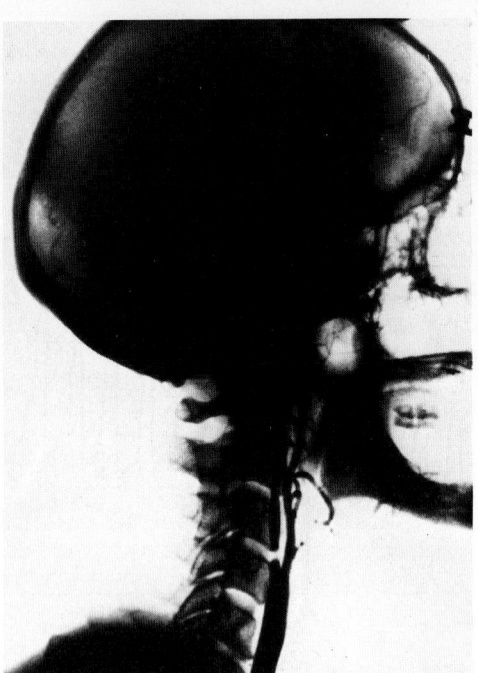

Abb. 45. c Filiforme Stenose der A. carotis interna dextra unmittelbar nach dem Abgang

Über 80%ige Stenosen (Abb. 45 c) führen zu starker Flußbeschleunigung in der Stenose (peitschenhiebartiges Zischen) (Abb. 45 d), ausgeprägten Turbulenzen mit erheblichen Rückflußanteilen (vgl. Abb. 44 b) und zu einer eindeutigen Flußabnahme weiter distal der Stenose (Abb. 45 b). In Tabelle 7 sind nochmals wichtige Kriterien zur Beurteilung des Schweregrads einer Stenose bei der USD-Untersuchung zusammengefaßt (s. S. 60).

Zu beachten ist, daß eine *„Tandemstenose"* der A. c. i. dopplersonographisch üblicherweise nicht erkannt werden kann, wenn die nachgeschaltete Stenose nicht höchstgradig und intrazerebral gelegen ist. Daraus können sich Probleme bei der Indikationsstellung zur Operation einer A. c. i.-Abgangsstenose allein aufgrund der USD-Untersuchung ergeben.

Dagegen ist eine hämodynamisch stärker wirksame isolierte intrakranielle, infraklinoidale Carotis-interna-Stenose an einer entsprechenden proximalen Flußverlangsamung und ggf. an einem pathologischen indirekt orbitalen Befund gut zu erkennen (Abb. 46).

Abb. 45. d *Oben:* Erstuntersuchung eines 59jährigen Angestellten mit pAVK. Keine Symptome bezüglich zerebraler Durchblutung (Zufallsbefund). *Unten:* Auch 1 Jahr später diesbezüglich keinerlei Symptome. Die USD-Untersuchung ergab eine hochgradige Abgangsstenose der A. carotis interna dextra bei der Erstuntersuchung; 1 Jahr später Verschluß der A. carotis interna dextra (mit Flußminderung und Abnahme der diastolischen Strömungsgeschwindigkeit in der A. carotis communis dextra). *Links:* Normalbefund

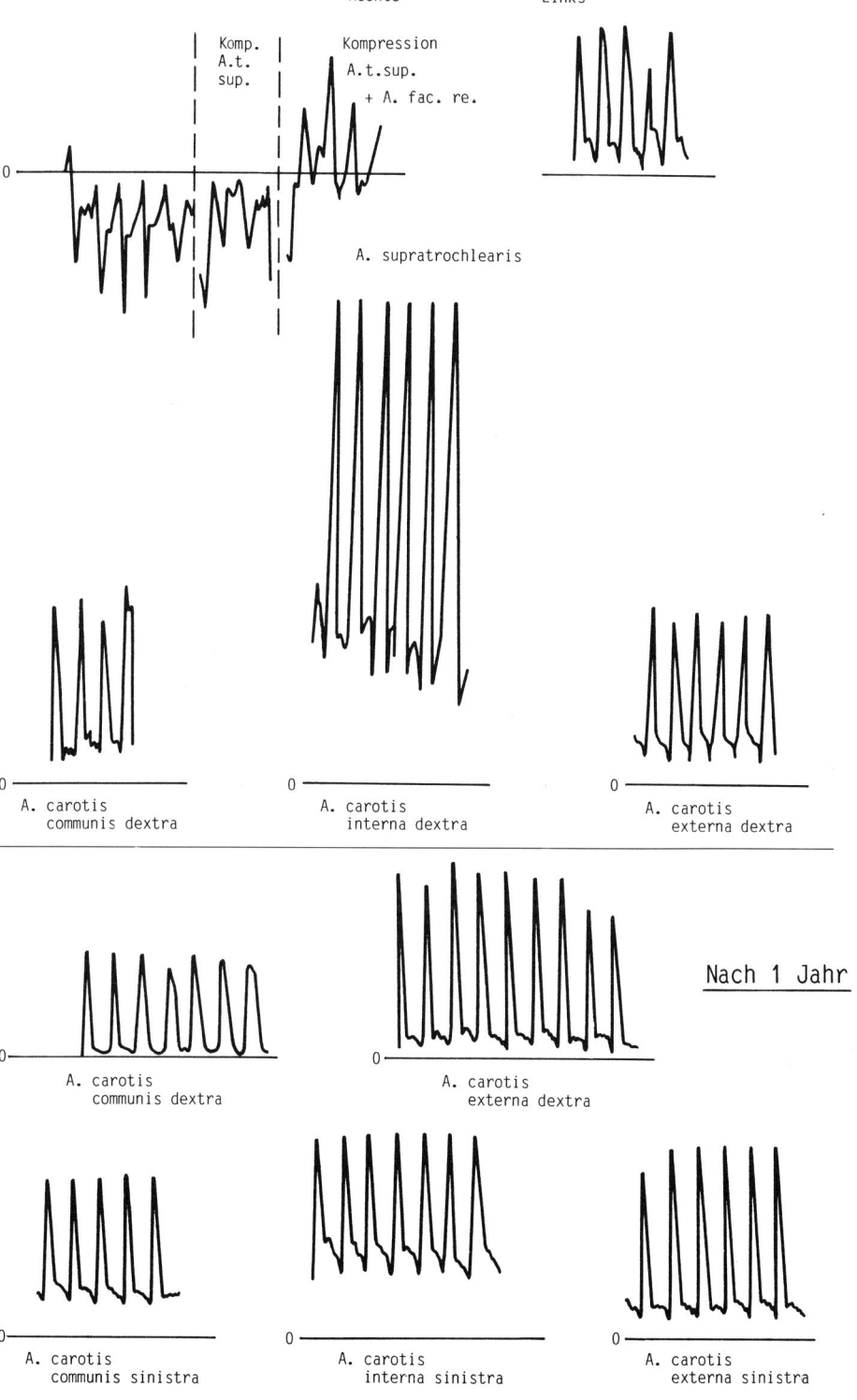

Rechts   Links

Komp.   Kompression
A.t.   A.t.sup.
sup.   + A. fac. re.

0

A. supratrochlearis

A. carotis
communis dextra

A. carotis
interna dextra

A. carotis
externa dextra

Nach 1 Jahr

A. carotis
communis dextra

A. carotis
externa dextra

A. carotis
communis sinistra

A. carotis
interna sinistra

A. carotis
externa sinistra

Tabelle 7. Kriterien zur Abschätzung des Grades einer Stenose im Karotisgebiet bei der direkten Beschallung

---

1. Stenosierung etwa 30–40%. Meist nicht auskultierbar; geringe, aber charakteristische *Verschärfung* des USD-Signals; bei der Aufzeichnung findet sich eine entsprechende Zunahme v. a. des systolischen Spitzenflusses (Plaque am Abgang)

2. Stenosierung um 50%. Oft auskultierbar; deutliche systolisch-diastolische Flußzunahme mit Abgrenzbarkeit der Stenose, poststenotisch noch unveränderter Fluß, Turbulenzen möglich.

3. Stenosierung um 70%. Üblicherweise auskultierbar; hoher systolisch-diastolischer Fluß über der Stenose mit Verbreiterung und Verplumpung des systolischen Anteils (verzischend), poststenotischer Flußabnahme, deutlichen Turbulenzen mit unmittelbar poststenotisch oft deutlichen – systolischen – Rückflußanteilen, Amplitude über den ipsilateralen A. ophthalmica, A. supratrochlearis und A. supraorbitalis ggf. um mehr als 40–50% reduziert.

4. Stenosierung um 90%. Meist, aber nicht immer auskultierbar; verzischende systolisch-diastolische Flußzunahme über der Stenose, Turbulenzen, evtl. poststenotische Dilatation, deutliche periphere poststenotische Flußabnahme; Abnahme des diastolischen Flusses in der A. carotis communis, Nullströmung bis Strömungsumkehr in A. ophthalmica, A. supratrochlearis und A. supraorbitalis; oft gewisse (kompensatorische?) Flußzunahme in der A. carotis externa.

Nach dem Hagen-Poisseuille-Gesetz ist dabei folgendes zu beachten:
Die Zunahme einer Stenose von z. B. 40 auf 80% bedeutet eine Reduktion des Restdurchmessers auf ⅓, des Lumenquerschnitts auf ⅑ und des Durchflusses auf ¹⁄₈₁.

Eine gute Kollateralzirkulation über den Circulus arteriosus Willisii bei einseitigem A. c. i.-Strombahnhindernis führt zu einer kompensatorischen Flußbeschleunigung in der gesunden A. c. i., was als Beschleunigung infolge einer geringeren Stenose dieser Arterie mißgedeutet werden kann; dabei treten aber keine Turbulenzen in der gesunden A. c. i. auf (vgl. Abb. 46).

Schlingen- und Knickbildungen (Coiling und Kinking) der A. c. i. im Halsbereich können daran erkannt werden, daß eine kontinuierliche Longitudinalbeschallung nicht möglich ist, sondern daß kurzstreckig immer eine stumme oder sogar eine Zone mit „retrograder" Strömung angetroffen wird (Abb. 47).

Eine relevante einseitige Strömungsbeschleunigung in der A. carotis communis plus A. carotis interna weist auf einen intrazerebralen arteriovenösen Kurzschluß (Fistel, Tumor) hin (s. auch S. 51, 102).

(Nebenbei sei darauf verwiesen, daß sich die „ischämische Ophthalmopathie" besonders bei der Kombination eines A. c. i.-Verschlusses mit Shuntumkehr in der gleichseitigen A. ophthalmica findet.)

Einmal haben wir bei der *angiographischen* Diagnose eines „A. c. i.-Verschlusses am Abgang" dopplersonographisch nachweisen können, daß es sich um eine filiforme Stenose – ein ggf. operationswürdiger Befund – gehandelt hat (vgl. Abb. 45 c, d).

Da Stenosen mit einer Einengung unter 40–50% – oft auch wenn sie stärker ulzeriert und damit besonders thrombogen sind („maligne Stenosen") – dopplersonographisch meist nicht erkannt werden können, ist bei normalem USD-Befund eine Angiographie *immer* dann indiziert, wenn klinisch trotzdem der Verdacht auf ein Strombahnhindernis im A. c. i.-Bereich weiter besteht – speziell bei rezidivierenden transitorischen ischämischen Attacken oder einer Amaurosis fugax.

Asasantin ®

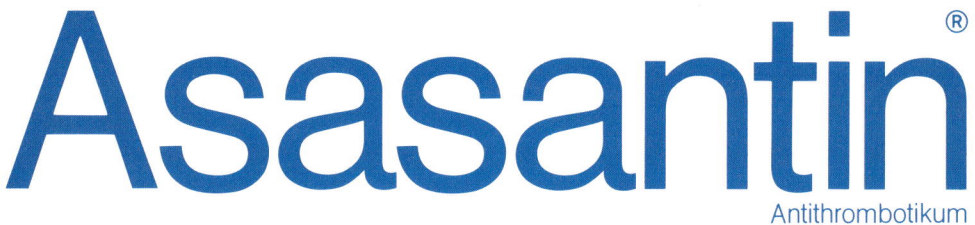
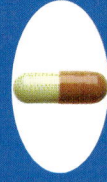

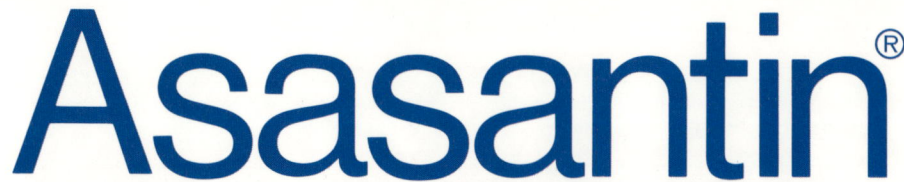

Asasantin®
Antithrombotikum

Zusammensetzung:
1 Kapsel enthält: Dipyridamol 75 mg, Acetylsalicylsäure 330 mg.

Anwendungsgebiete:
Zur Verhütung oder Behandlung thrombo-embolischer Ereignisse, die mit einem pathologischen Thrombo-zytenverhalten (z. B. erhöhter Thrombozytenverbrauch) einhergehen, wie z. B. nach Herzklappen- bzw. Gefäßoperationen, bei tiefen Beinvenenthrombosen (postoperativ, nach Myokardinfarkt) und bei thrombo-tisch-thrombopenischer Purpura (thrombotische Mikroangiopathie, hämolytisch-urämisches Syndrom).

Gegenanzeigen:
Asasantin darf nicht angewendet werden bei Magen- und Zwölffingerdarmgeschwüren, krankhaft erhöhter Blutungsneigung.
Bei gleichzeitiger Therapie von Asasantin mit gerinnungshemmenden Arzneimitteln (z. B. Cumarinderivate, Heparin – mit Ausnahme niedrig dosierter Heparin-Therapie), bei Glucose-6-Phosphatdehydrogenase-Mangel, bei Asthma, bei Überempfindlichkeit gegen Salicylate und andere Entzündungshemmer/Antirheumatika oder andere allergene Stoffe, bei chronischen oder wiederkehrenden Magen- oder Zwölffingerdarm-beschwerden, bei vorgeschädigter Niere, in der Schwangerschaft, insbesondere in den letzten 3 Monaten ist Vorsicht geboten.

Hinweise:
Patienten, die an Asthma, Heuschnupfen, Nasenschleimhautschwellung (Nasenpolypen) oder chronischen Atemwegsinfektionen (besonders gekoppelt mit heuschnupfenartigen Erscheinungen) leiden, und Patienten mit Überempfindlichkeit gegen Schmerz- und Rheumamittel aller Art sind bei Anwendung von Asasantin durch Asthmaanfälle gefährdet (sog. Analgetika-Intoleranz/Analgetika-Asthma). Das gleiche gilt für Patienten, die auch gegen andere Stoffe überempfindlich (allergisch) reagieren, wie z. B. mit Hautreaktionen, Juckreiz oder Nesselfieber.
Bei regelmäßiger Einnahme hoher Dosen in der Stillzeit sollte ein frühzeitiges Abstillen erwogen werden.
Asasantin sollte bei Kindern und Jugendlichen, bei denen Verdacht auf Virusgrippe oder Windpocken besteht, nur dann angewendet werden, wenn andere Maßnahmen nicht wirken. Sollte es bei diesen Erkrankungen zu lang anhaltendem Erbrechen kommen, so kann dies ein Zeichen des Reye-Syndroms, einer sehr seltenen, aber u. U. lebensbedrohlichen Krankheit sein, die unbedingt sofortiger ärztlicher Behandlung bedarf. Ein Kausalzusammenhang mit der Einnahme von Acetylsalicylsäure-haltigen Arznei-mitteln ist bisher allerdings nicht erwiesen.

Nebenwirkungen:
Nach Gabe von Asasantin können Magenbeschwerden, Magen-Darm-Blutverluste, Kopfschmerzen, selten Überempfindlichkeitsreaktionen (Anfälle von Luftnot, Hautreaktionen), sehr selten eine Verminderung der Blutplättchen (Thrombozytopenie) auftreten.

Hinweise:
Bei häufiger und längerer Anwendung kann es in seltenen Fällen zu schweren Magenblutungen kommen.
In Ausnahmefällen kann nach längerer Anwendung von Asasantin eine Blutarmut durch verborgene Magen-Darm-Blutverluste auftreten.
Schwindel und Ohrenklingen können besonders bei Kindern und älteren Patienten Symptome einer Überdosierung sein.
Bei Überschreitung der empfohlenen Dosierung können die Leberwerte (Transaminasen) ansteigen.

Eigenschaften:
Asasantin ist die sinnvolle Kombination von zwei seit langem bewährten Arzneimitteln. Beide hemmen auf verschiedenen Wegen die krankhafte Zusammenballung von Blutplättchen, welche für die Entstehung eines Gefäßverschlusses (Thrombose) von großer Bedeutung ist. Ihre kombinierte Verabreichung wirkt stärker als die Gabe der Einzelsubstanzen. Sie ermöglicht damit eine Vorbeugung (Prophylaxe) bei bestimmten Formen der venösen und arteriellen Thrombose.

Dosierungsanleitung, Art der Anwendung:
Die Dosierung sollte nicht schematisch, sondern nach Indikationen und Schwere des Krankheitsbildes erfolgen. Die tägliche Dosis sollte 3 × 1 Kapsel betragen. Gegebenenfalls ist eine Erhöhung der Dosis auf 3 × 2 Kapseln (z. B. thrombotisch-thrombopenische Purpura) angezeigt. Die Einnahme von Asasantin sollte während der Mahlzeiten erfolgen.

Wechselwirkungen mit anderen Mitteln:
Erhöht werden die Wirkung gerinnungshemmender Arzneimittel, z. B. Cumarinderivate und Heparin, das Risiko einer Magen-Darm-Blutung bei gleichzeitiger Behandlung mit Kortikoiden, die Wirkungen und unerwünschten Wirkungen aller nichtsteroidaler Rheumamittel, die Wirkung von blutzuckersenkenden Arzneimitteln (Sulfonylharnstoffen), die unerwünschten Wirkungen von Methotrexat.
Vermindert werden die Wirkungen von Spironolacton, Furosemid, harnsäureausscheidenden Gichtmitteln.

Darreichungsform und Packungsgrößen:
Originalpackung mit 50 Kapseln (N 2) DM 34,60, Originalpackung mit 100 Kapseln (N 3) DM 58,15.
Klinikpackungen. – Preisänderung vorbehalten.

Thomae
Dr. Karl Thomae GmbH, Biberach an der Riss

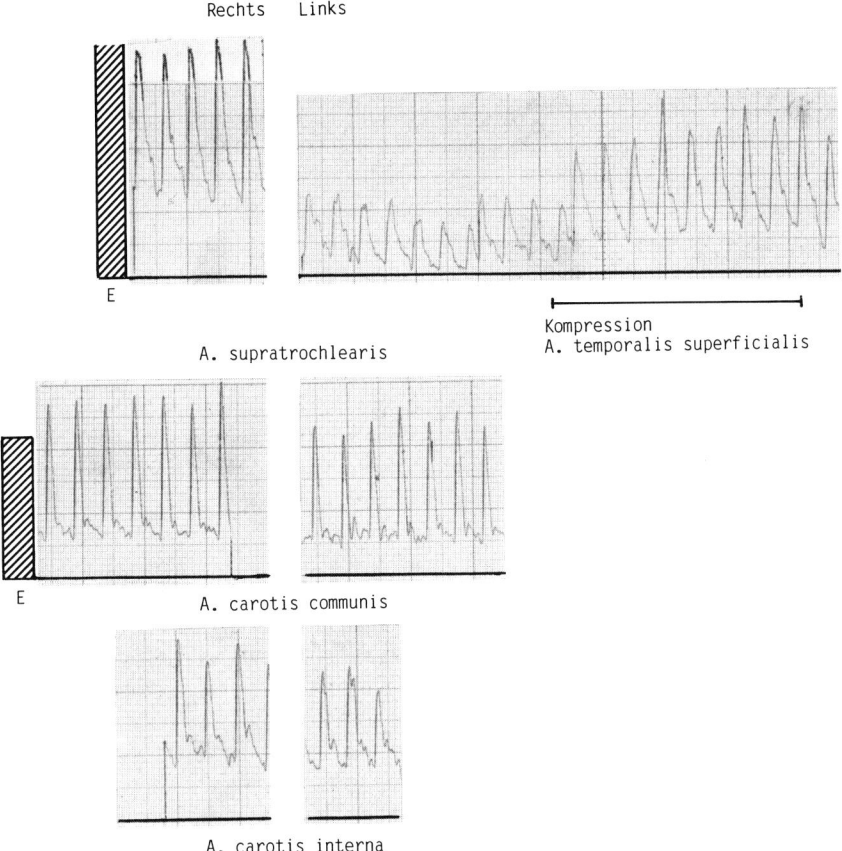

Rechts   Links

E

A. supratrochlearis

Kompression
A. temporalis superficialis

E   A. carotis communis

A. carotis interna

Abb. 46. a K. J., ♂, 67 J. Intrakranielle, infraklinoidale Carotis-interna-Stenose links, hämodyna-misch mäßig wirksam

USD-Untersuchung der A. vertebralis

Die A. vertebralis kann routinemäßig meist suboccipital unterhalb des Processus mastoideus beschallt werden. Zur Orientierung empfiehlt es sich, einen Finger auf den Processus mastoideus zu legen, die Sonde darunter aufzusetzen und etwa auf das gegenüberliegende Ohr bis Auge zu zielen.

Wegen des S-förmigen Verlaufs der A. vertebralis in diesem Bereich (Abb. 21) ist keine sichere Aussage über die Stromrichtung möglich, aber eine induzierte Strömungsänderung (z. B. durch einen kräftigen Faustschluß links bei einem ausgeprägten Subclaviaanzapfsyndrom links) durchaus nachweisbar. Andererseits kann die Atlasschlinge der A. vertebralis bei der Identifizierung hilfreich sein, da oft beide Schenkel der Schlinge mit jeweils entgegengesetzter Strömungsrichtung beschallbar sind. Bei der subokzipitalen Beschallung ist eine Verwechslung mit der A. carotis interna und A. occipitalis möglich. Beide kön-

Rechts   Links

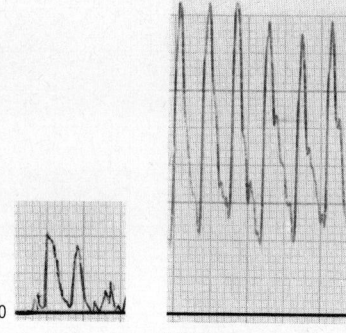

A. supraorbitalis

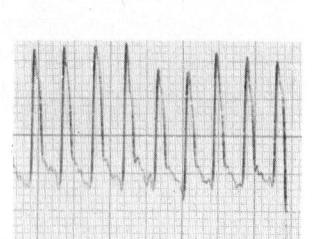 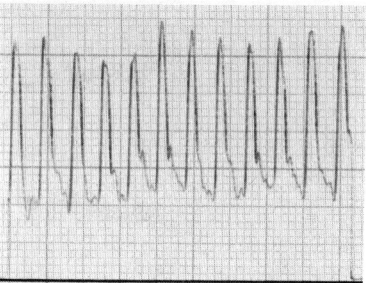

A. carotis communis

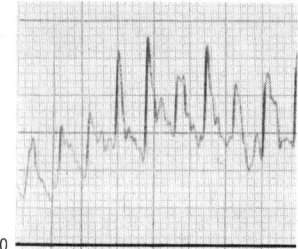 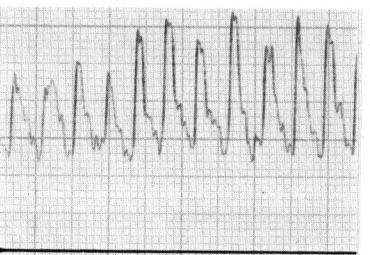

Abgang   A. carotis interna

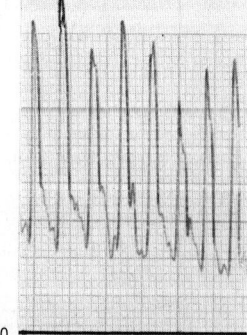 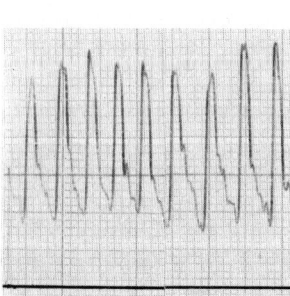

A. carotis externa

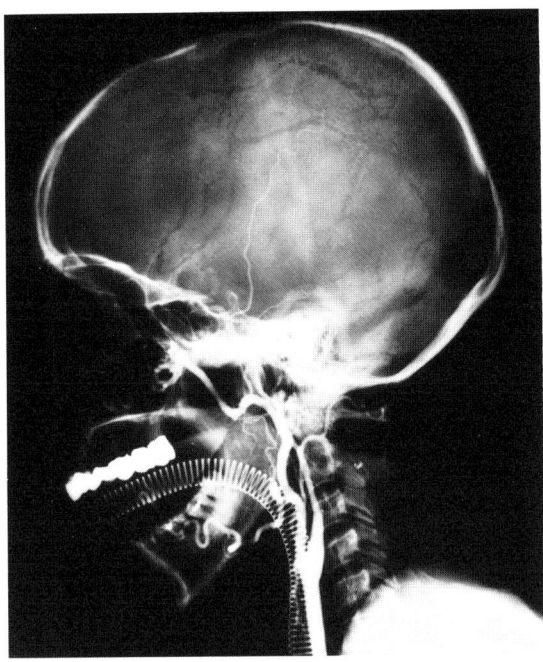

Abb.46. c F.J., ♀, 33 J. Verschluß der A. carotis interna dextra im Siphonbereich (Katheterangiographie)

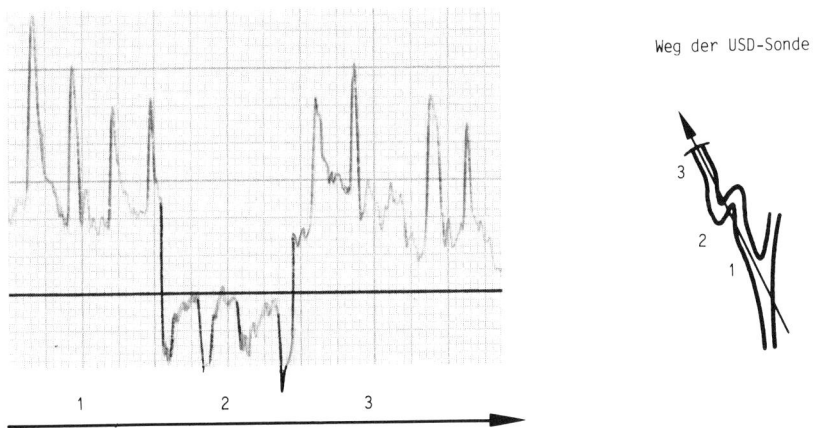

Weg der USD-Sonde

Abb.47. F.R., ♀, 61 J. RR: rechts 130/85, links 200/85 mmHg. Schlingenbildung (Coiling) der A. carotis interna dextra (vgl. Abb.38)

◀ **Abb.46. b** F.J., ♀, 37 J. Seit 8 Jahren hormonelles Antikonzeptivum und Hochdruck. Vor 4 Jahren rezidivierende Amaurosis fugax auf dem rechten Auge. Angiographie: Einengung der A. carotis interna dextra 2 cm nach dem Abgang und Verschluß im Siphon-Bereich. (Katheterangiographie, Abb.46 c)

nen durch die konstante orthograde Strömungsrichtung abgegrenzt werden; die A. carotis interna weiterhin durch ganz kurzfristige Kompression der gleichseitigen A. carotis communis; die A. occipitalis durch kurzes, festes Andrücken der Sonde (Vorsicht, oft schmerzhaft): damit läßt sich die A. occipitalis leicht, die A. vertebralis nicht abdrücken. Während das HTG der A. vertebralis und A. carotis interna normalerweise die gleiche Form aufweist (hohe diastolische Strömungsgeschwindigkeit infolge niedrigen peripheren Widerstands bei den hirnversorgenden Arterien), zeigt die A. occipitalis eine niedrige diastolische Strömungsgeschwindigkeit (ähnlich der A. carotis externa). (Die mittlere Blutstromgeschwindigkeit ist im Karotisstromgebiet fast doppelt so hoch wie im Vertebralis-Basilaris-Gebiet.)

Dagegen kann die Strömungsrichtung bei Beschallung der A. vertebralis proximal im lateralen Halsdreieck dorsal der A. carotis communis – meist mit abwärts gerichteter Sonde – festgestellt werden. Diese Beschallung ist allerdings oft schwierig und unsicher; andererseits bei Vorliegen eines Subklaviaanzapfphänomens bzw. -syndroms mit Strömungsumkehr erfahrungsgemäß gut möglich. Schwierigkeiten bereitet hier die zuverlässige Abgrenzung von der A. carotis communis und A. subclavia; erstere kann durch kurzfristige Kompression der A. carotis communis oder ihrer Hauptäste erkannt werden. Die Unterscheidung von A. vertebralis und A. subclavia geschieht durch die typischen Charakteristika des jeweiligen HTG, durch Beklopfen der Vertebralisschlinge subokzipital und durch Kompression des Oberarms oder kräftige Faustschlüsse (während des Faustschlusses ausgeprägte Verminderung der Armdurchblutung, danach reaktive Hyperämie).

Seitendifferenzen bei der subokzipitalen Beschallung von über 50%, besser 70%, der systolischen Flußamplitude und/oder fehlender diastolischer Fluß weisen auf eine Stenose oder Hypoplasie dieser A. vertebralis (Hypoplasien

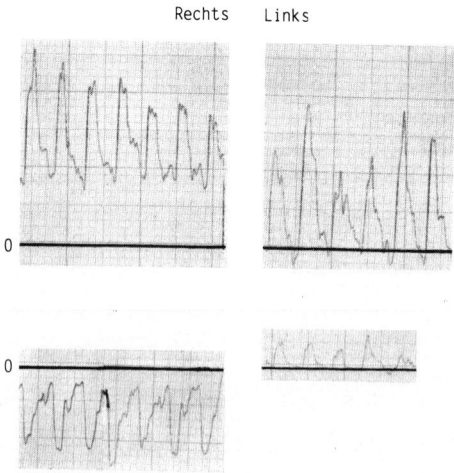

Rechts   Links

0

0

A. vertebralis –
subokzipital

Abb. 48. Angiographisch gesicherte Hypoplasie der A. vertebralis dextra. (P. R., ♂, 66 J.; H. M., ♀, 54 J.)

sind relativ häufig) (Abb. 48). Prinzipiell ist mit der USD-Methode nicht zwischen Stenose und Hypoplasie und zwischen Verschluß und Aplasie zu unterscheiden. Eine *Hypoplasie* der A. vertebralis kann aber u. U. durch eine gleichartige pathologische Amplitudenmodulation subokzipital plus proximal von einer umschriebenen Stenose abgegrenzt werden.

Bei proximalem *Verschluß* der A. vertebralis ist subokzipital immer ein Fluß – über verschiedene Kollateralkreisläufe – nachweisbar; dabei aber deutliche systolische und diastolische Amplitudenverminderung. Zervikale Kollateralen bei proximalem Vertebralisverschluß können ggf. am Hinterrand des M. sternocleidomastoideus nachgewiesen werden.

Wenn die A. vertebralis im Rahmen des *Subklaviaanzapfphänomens bzw. -syndroms* Kollateralgefäß für die linke A. subclavia mit proximalem kritischen Strombahnhindernis wird (Abb. 49 a), kann bei Druckgleichgewicht zwischen A. vertebralis und dem Subklaviakollateralgebiet in der A. vertebralis eine Pendelströmung („Pendelflußphänomen") auftreten – ähnlich der „Nullströmung" in der A. supratrochlearis bei Carotis-interna-Stenose; weitere Abklärung durch Karotiskompression (karotidovertebraler Steal), Oberarmkompression (dabei Flußverminderung oder orthograde Umkehrung) und Armhyperämie (dabei Fluß vermehrt armwärts) (siehe Tabelle 9 und Abb. 49 b). Durch derartige Hyperämietests kann mit USD also auch die unvollständige Form des Subklaviaanzapfphänomens (armwärts gerichteter Fluß jeweils nur in der Systole) nachgewiesen werden. (Es gibt hämodynamisch unterschiedliche, auch rechtsseitige Subklaviaanzapfphänomene.)

Auch eine im Seitenvergleich beschleunigte Strömung in einer A. vertebralis kann unter Umständen erkannt werden, wenn diese A. vertebralis selten einmal über den Circulus Willisii Kollateralgefäß für eine verschlossene A. carotis interna ist; dabei kann der Befund bei der indirekten orbitalen Untersuchung normal sein (!).

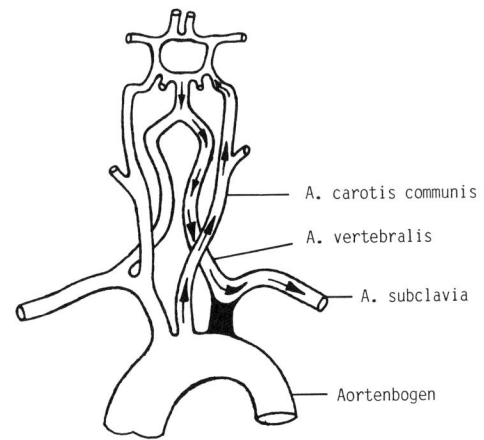

A. carotis communis

A. vertebralis

A. subclavia

Aortenbogen

Abb. 49. a Hämodynamik des klassischen Subclavia-Anzapfphänomens mit Stromumkehr in der linken A. vertebralis. (Aus Marshall, 1983)

A. vertebralis sinistra (im lat. Halsdreieck)

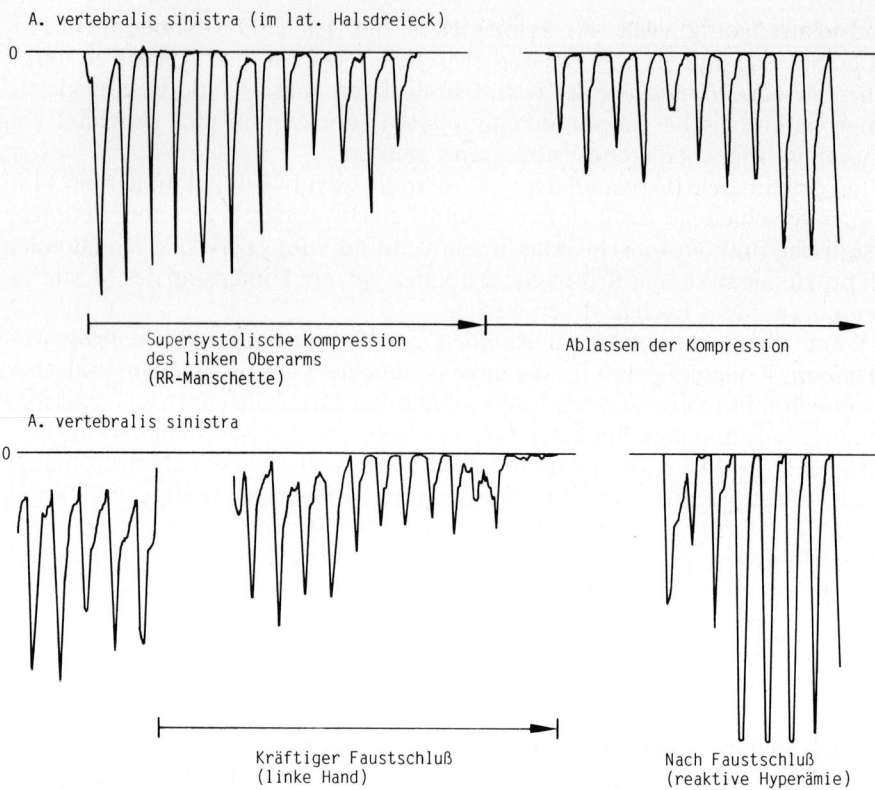

Abb. 49. b Subclavia-Anzapfsyndrom links bei einem 65jährigen Patienten: Strömungsumkehr in der A. vertebralis sinistra; Manschetten- und Faustschlußmanöver (weiterhin bestand geringe Strömungsbeschleunigung in der A. carotis communis sinistra im Seitenvergleich; typisch verändertes HTG der distalen A. subclavia sinistra und der A. brachialis sinistra im Sinne eines vorgeschalteten höchstgradigen Strombahnhindernisses)

Selbstverständlich kann die Beschallung der A. vertebralis auch in verschiedenen Kopfstellungen durchgeführt werden, um evtl. vertebragene Einklemmungssyndrome diagnostisch einengen zu können (z. B. Schwindelattacken bei bestimmten Kopfhaltungen) (Abb. 50). Nach unseren Erfahrungen ist die Aussagekraft dieser „Funktionstests" aber gering; auch kann es durch extreme Kopfwendung physiologischerweise zu Flußänderungen in der subokzipitalen A. vertebralis kommen.

Die diagnostische Treffsicherheit der USD-Untersuchung der A. vertebralis erreicht je nach Befund bis zu etwa 80%, bei Verschlüssen nahezu 100%. Der Seitenvergleich ist dabei immer wichtig; allerdings gibt es nicht selten anlagemäßig Seitenvariationen bis zur Aplasie oder beidseitige Hypoplasien, wobei der Seitenvergleich dann versagt. Unübertroffen ist die USD-Untersuchung unseres Erachtens zur Primär- und, wenn keine Operationsindikation besteht, zur alleinigen Diagnostik des klassischen Subklaviaanzapfphänomens bzw. -syndroms (s. Tabelle 8 b).

Tabelle 8a. Komplettes Untersuchungsprogramm der hirnversorgenden Arterien

Bei entsprechendem klinischen Verdacht sollten die folgenden Untersuchungen durchgeführt werden:
- Beidseitige RR-Messung
- Gefäßpalpation und -auskultation
- Mit *Ultraschall-Doppler:*
  Direkte Beschallung mit Aufzeichnung
  (instante Summenkurve; Trendkurve = gemittelte Summenkurve)
  Mit Seitenvergleich
  Nach Möglichkeit zusätzlich mit EKG (poststenotische Verspätung des systolischen Gipfels) von folgenden Gefäßen:
  A. carotis communis
  A. carotis interna
  A. carotis externa
  A. vertebralis
  A. subclavia
  A. supratrochlearis
  A. supraorbitalis

Kompressionstests:
- A. temporalis superficialis und A. facialis
  (gegebenenfalls simultan und beidseitig)
- Eventuell A. carotis communis
  (Vorsicht! Reanimationsbereitschaft!)

Tabelle 8b. Untersuchungsprogramm bei Subklavia-Anzapfsyndrom (subclavian steal)

- Beidseitige RR-Messung (deutliche Seitendifferenz)
- Gefäßpalpation und -auskultation
- Mit *Ultraschall-Doppler:*
  Nachweis eines proximalen Subklavia-Strombahnhindernisses (üblicherweise links)
  Nachweis einer Strömung in der distalen A. subclavia mit typisch verändertem Kurvenbild
  (Verlust des frühdiastolischen Dips u. a.)
  Strömungsumkehr (oder Pendelfluß) in der gleichseitigen A. vertebralis mit deutlicher
  Verminderung der retrograden Strömung bei Kompression der gleichseitigen A. brachialis (z. B.
  mit RR-Manschette) und Zunahme bei reaktiver Hyperämie in dem betreffenden Arm, z. B. nach
  Arbeit (Faustschlußübungen)

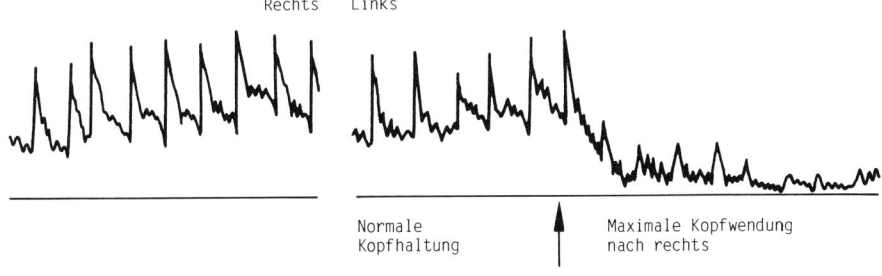

Abb. 50. H. U., ♀, 60 J. Erhebliche Osteochondrose der gesamten HWS; durch maximale Kopfwendung nach rechts Auslösung synkopaler Anfälle (Nachzeichnung der Originalkurve)

(Die Beschallung der A. vertebralis von der Mundhöhle aus hat sich für den routinemäßigen Einsatz nicht bewährt.)

Gang der praktischen Untersuchung der hirnversorgenden Arterien

Auch hierbei ist eine ausführliche Anamnese, besonders bezüglich der neurologischen Symptomatik, und ein klinischer Status einschließlich *beidseitiger* Blutdruckmessung, Herzuntersuchung (Arrhythmien u. a.) und Gefäßstatus mit Auskultation und Palpation – immer einschließlich der A. temporalis superficialis – unabdingbare Voraussetzung (Tabelle 8).

Generell ist die USD-Untersuchung mit Kopfhörer vorzuziehen, da die sofortige akustische Erkennung der Blutströmungsrichtung möglich ist.

Wir führen dann meist am liegenden Patienten die indirekte orbitale Untersuchung durch, bei Seitendifferenz in der A. supratrochlearis auch immer an der A. supraorbitalis, ggf. mit Kompressionstests, diese immer beginnend mit der A. temporalis superficialis. Danach wird die mittlere A. carotis communis im Seitenvergleich beschallt, anschließend auf jeder Seite kontinuierlich die A. carotis communis von möglichst weit proximal bis zur Bifurkation, dann die A. carotis interna und externa, immer unter topographischer Kontrolle durch kurzfristige, rhythmische Kompression der A. temporalis superficialis oder facialis. Anschließend wird die A. vertebralis im Seitenvergleich subokzipital beschallt, ggf. auch noch proximal. Abschließend wird die A. subclavia – üblicherweise infraklavikulär – untersucht. Sämtliche Befunde werden kurvenmäßig dokumentiert (meist nur mit 5 mm/s Papiervorschub).

Soweit erforderlich wird dieses Untersuchungsprogramm noch durch spezielle Kompressionstests (z. B. A. carotis communis – Vorsicht) und durch die direktionale Beschallung der Äste der A. carotis externa ergänzt.

Dieses Untersuchungsprogramm beansprucht bei Normalbefund, wenn keine ausgesprochenen anatomischen Probleme vorliegen (sehr dicker, sehr kurzer Hals; sehr tiefe, sehr hohe Teilung der A. carotis communis, Abdrängung der A. carotis communis), 15–20 min, bei pathologischen Befunden 30–60 min.

Ein allgemein-angiologisches *Minimalprogramm („Siebtest", Screeningtest)* zur Untersuchung des Karotisstromgebiets besteht aus:

– Anamnese,
– beidseitiger Blutdruckmessung,
– Gefäßpalpation und -auskultation,
– indirekter orbitaler USD-Untersuchung (bei Normalbefund nur der A. supratrochlearis),
– direkter Beschallung der A. carotis communis auf gleicher Höhe im Seitenvergleich.

Mit diesem Programm kann eine diagnostische Treffsicherheit um 80% erreicht werden. Der Zeitaufwand ab der beidseitigen Blutdruckmessung bei Normalbefund liegt unter 5 min. Es wäre zu diskutieren, inwieweit ein derartiger „Siebtest" auf zerebrale Durchblutungsstörungen in Untersuchungen von Berufstätigen mit besonderen Risiken (Fahr-, Steuer- und Kontrolltätigkeiten; Absturzgefahr u. a.) aufgenommen werden sollte, z. B. bei Untersuchungen nach

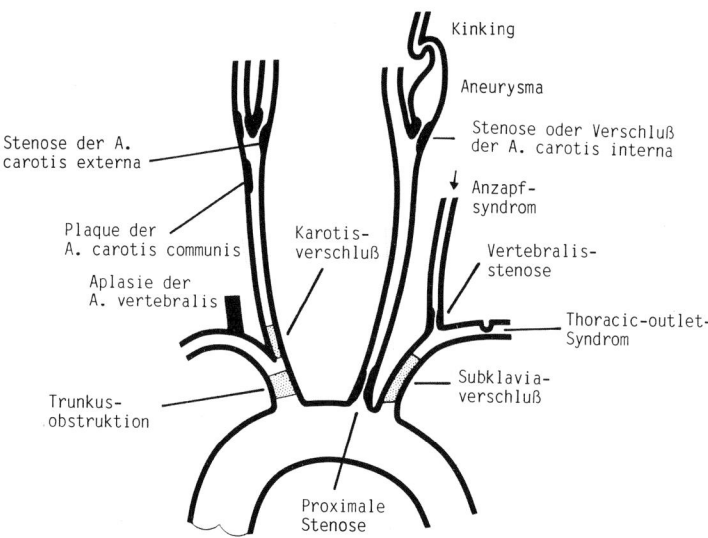

Abb. 51. Befunde und Diagnosen im Bereich der hirnversorgenden Arterien, die mit USD erkennbar oder weiter abklärbar sind

Berufsgenossenschaftlichen Grundsätzen (z. B. G 25) – zumindest ab einem bestimmten Alter, z. B. 35 Jahre!

In Tabelle 8a ist das komplette neurologisch-angiologische Untersuchungsprogramm des Karotisstromgebiets zusammenfassend aufgeführt.

Tabelle 8b zeigt das Untersuchungsprogramm bei Verdacht auf Subklaviaanzapfphänomen bzw. -syndrom.

Abb. 51 gibt Befunde und Diagnosen im Bereich der hirnversorgenden Arterien schematisch wieder, die mit der USD-Untersuchung direkt oder indirekt erkennbar oder weiter abklärbar sind.

Zum Erlernen der USD-Untersuchung der hirnversorgenden Arterien sollte der Anfänger das Untersuchungsprogramm von Tabelle 8a soweit möglich wie-

Tabelle 9. Mögliche Fehlerquellen bei der USD-Untersuchung der hirnversorgenden Arterien

Seitens des Patienten
- Unruhe
- Häufiges Schlucken
- Kurzer, dicker Hals
- Sehr hohe oder sehr tiefe Teilung der A. carotis communis
- Anatomische Variationen (z. B. ventraler Abgang der A. c. i.)
- Ausgedehntere Narben
- Große Struma, Zustand nach Strumektomie

Seitens des Untersuchers
- Mangelnde Erfahrung
- Mangelnde Geduld, Zeitdruck
- Unzulängliche Geräteausstattung bzw. falsche Geräteeinstellung

derholt an sich selbst oder einer Versuchsperson durchführen und dabei durch vorsichtige Kompression der proximalen A. carotis communis künstlich eine Stenose erzeugen und das sich verändernde HTG beobachten und aufzeichnen (ein entsprechender Versuch kann auch an der A. femoralis durchgeführt werden).

Tabelle 9 zeigt die möglichen *Fehlerquellen* bei der USD-Untersuchung der hirnversorgenden Arterien. Es sei auch darauf hingewiesen, daß – ebenso wie bei sonographischer Darstellung – *verkalkte* Plaques zu akustischen Schatten führen und damit die Entdeckung einer Stenose verhindern können. Auch ein nur minimaler Carotis-interna-Fluß infolge einer höchstgradigen Stenose kann sich u. U. dem Nachweis durch die USD-Sonde (speziell mit 4–5 MHz) entziehen.

4 Untersuchung des venösen Systems

4.1 Vorbemerkung

Die Untersuchung des venösen Systems gehört zu den besonders dankbaren Anwendungsgebieten der USD-Methode und weist sie wiederum als hochwertige diagnostische Methode speziell in der Hand des angiologisch engagierten Allgemeinmediziners und Internisten aus.

Während für eine fortgeschrittene Venendiagnostik und zur Dokumentation die direktionalen USD-Geräte erforderlich sind, können mit den nichtdirektionalen Geräten doch auch wertvolle orientierende Informationen gewonnen werden, wie z. B. beim Hausbesuch.

Die Venendiagnostik mit USD ist nichtinvasiv, außerordentlich rasch, unbelastend, weist eine optimale Kosten-Nutzen-Relation auf und ist deshalb die empfehlenswerteste apparative Primärdiagnostik in Klinik und Praxis. Wegen der fehlenden Gefährdung des Patienten liegt ein weiterer Vorteil dieser USD-Untersuchung darin, daß sie auch bei Schwangeren, ggf. wiederholt, durchgeführt werden kann.

Aber auch die USD-Venendiagnostik bedarf sorgfältiger Einarbeitung und langer Erfahrung. Die Sensitivität und Spezifität der klinischen, nicht apparativen Diagnostik tiefer Venenthrombosen liegt unter 50%.

4.2 Methodisches Vorgehen

Beurteilt werden können die V.iliaca externa mit ihrem nachgeschalteten Abstromgebiet, V.femoralis communis, V.femoralis superficialis, V.saphena magna, V.poplitea, V.saphena parva, Perforansvenen, V.tibialis posterior (V.dorsalis pedis) und entsprechende Venen am Arm und im Schultergürtelbereich. *Beurteilungskriterien* sind fehlender venöser Fluß – bei der akuten verschließenden Thrombose – oder pathologisches Strömungsverhalten. Der Seitenvergleich ist *immer* heranzuziehen, da die interindividuellen Unterschiede erheblich sein können, die intraindividuellen dagegen normalerweise gering sind.

Der venöse Blutstrom ist physiologischerweise durch die fehlende Pulsation [mitunter gewisse pulsatorische Überlagerungen durch die arterio-venösen Koppelungen oder bei maximaler peripherer Vasodilatation (s.Abb.52)] und die Atemabhängigkeit des Signals gut vom arteriellen abgrenzbar (Abb.52, 53). Das venöse Doppler-Signal gleicht dem Heulen oder Brausen des Windes.

Beim Gesunden kommt es in der unteren Körperhälfte bei ausgeprägter Bauchatmung infolge Anstiegs des intraabdominellen Drucks inspiratorisch zu einer starken venösen Strömungsverlangsamung mit *endinspiratorischem Stopp*.

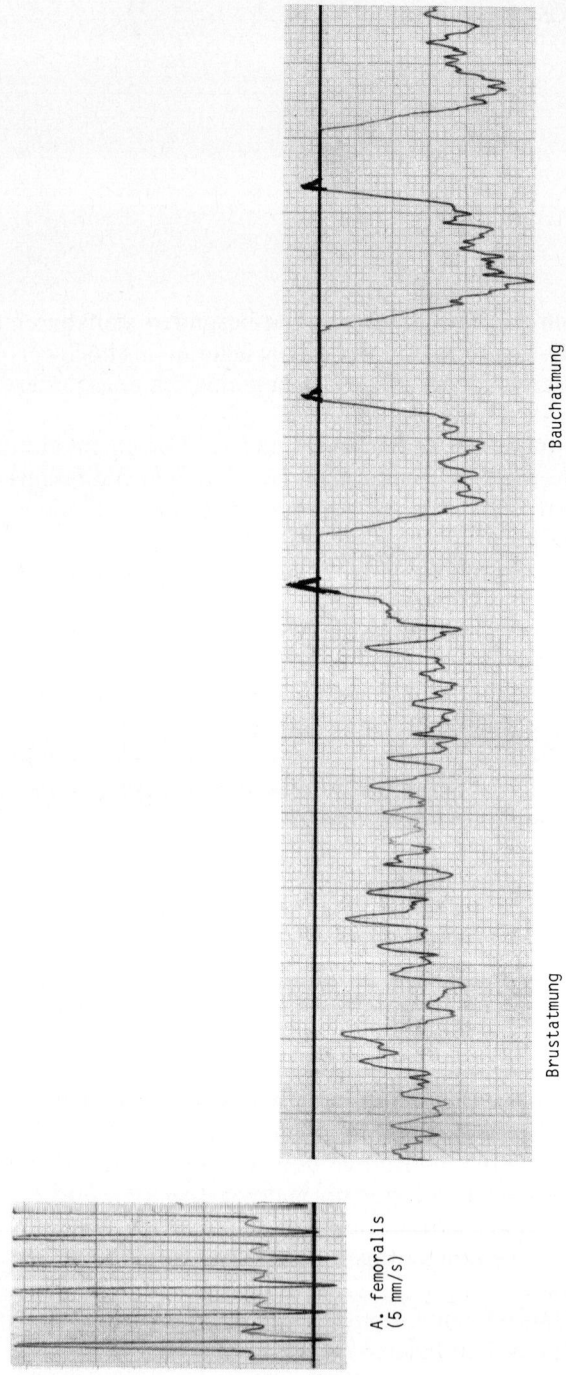

Abb. 52. a L. E., ♀, 46 J. Atemabhängigkeit des venösen USD-Signals: Unterschied Brust- und Bauchatmung

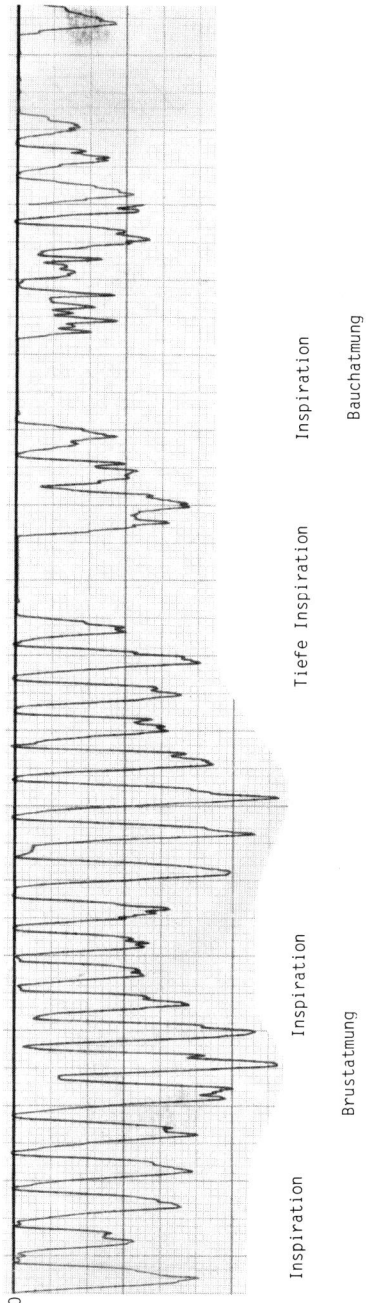

Inspiration

Brustatmung

Inspiration

Tiefe Inspiration

Inspiration

Bauchatmung

V. femoralis dextra

Abb. 52. b C.R., ♂, 41 J. Vergleich der Effekte von Brust- und Bauchatmung auf das USD-Signal

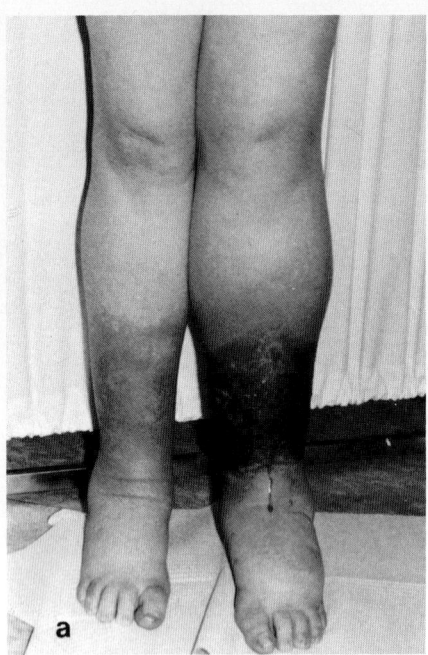

Abb.53. a L. H., ♀, 56 J. Primäres (sporadisches) Lymphödem links und ausgeprägte Dermatitis – dadurch Hyperzirkulation

Besonders bei jüngeren Frauen, die oft außerordentlich hohe Strömungsgeschwindigkeiten in der V. femoralis aufweisen, kommt es mitunter nur zu starker Verlangsamung der normalen venösen Strömung – zumindest solange nicht sehr tief inspiriert wird. Nicht selten muß – häufiger bei Frauen – die typische Bauchatmung erst mit den Patienten eingeübt werden (Abb. 52).

Auch das Strömungssignal in V. subclavia/axillaris zeigt eine typische Atemabhängigkeit mit endinspiratorischer Strömungsverlangsamung (siehe Abb. 56).

Leitgebilde zum Auffinden der Venen sind jeweils die zugehörigen Arterien. In der Körperperipherie kann das venöse Strömungssignal immer nur mit arterieller Überlagerung abgeleitet werden, was aber die venöse Funktionsdiagnostik nicht beeinträchtigt (Abb. 58), außer an der V. poplitea.

Es kann eine Venenfunktionsdiagnostik im ileo-femoro-poplitealen und humeroaxillären Bereich durchgeführt werden. Die einzelnen tiefen Unterschenkelvenen (Soleusplexus) – die nicht selten Ausgangspunkt von Lungenembolien sein können – sind einer Untersuchung nicht zugänglich, lediglich in einem gewissen Umfang indirekt über eine Beschallung der V. tibialis posterior.

Da eine arterielle Hyperzirkulation auch immer zu einem beschleunigten venösen Rückstrom führen muß, sollte vor der USD-Venenuntersuchung immer das HTG der A. femoralis abgeleitet werden, um derartige Zusammenhänge erkennen zu können. Besonders wichtig ist dies bei lokalen Hyperzirkulationen, z. B. infolge einer Entzündung (Dermatitis) (Abb. 53) oder von arteriovenösen Fisteln (Abb. 74). (Die mittlere Strömungsgeschwindigkeit in der V. femoralis beträgt bei gesunden Männern (26 ± 5 Jahre) 16,2 ± 7,8 cm/s (n = 7).)

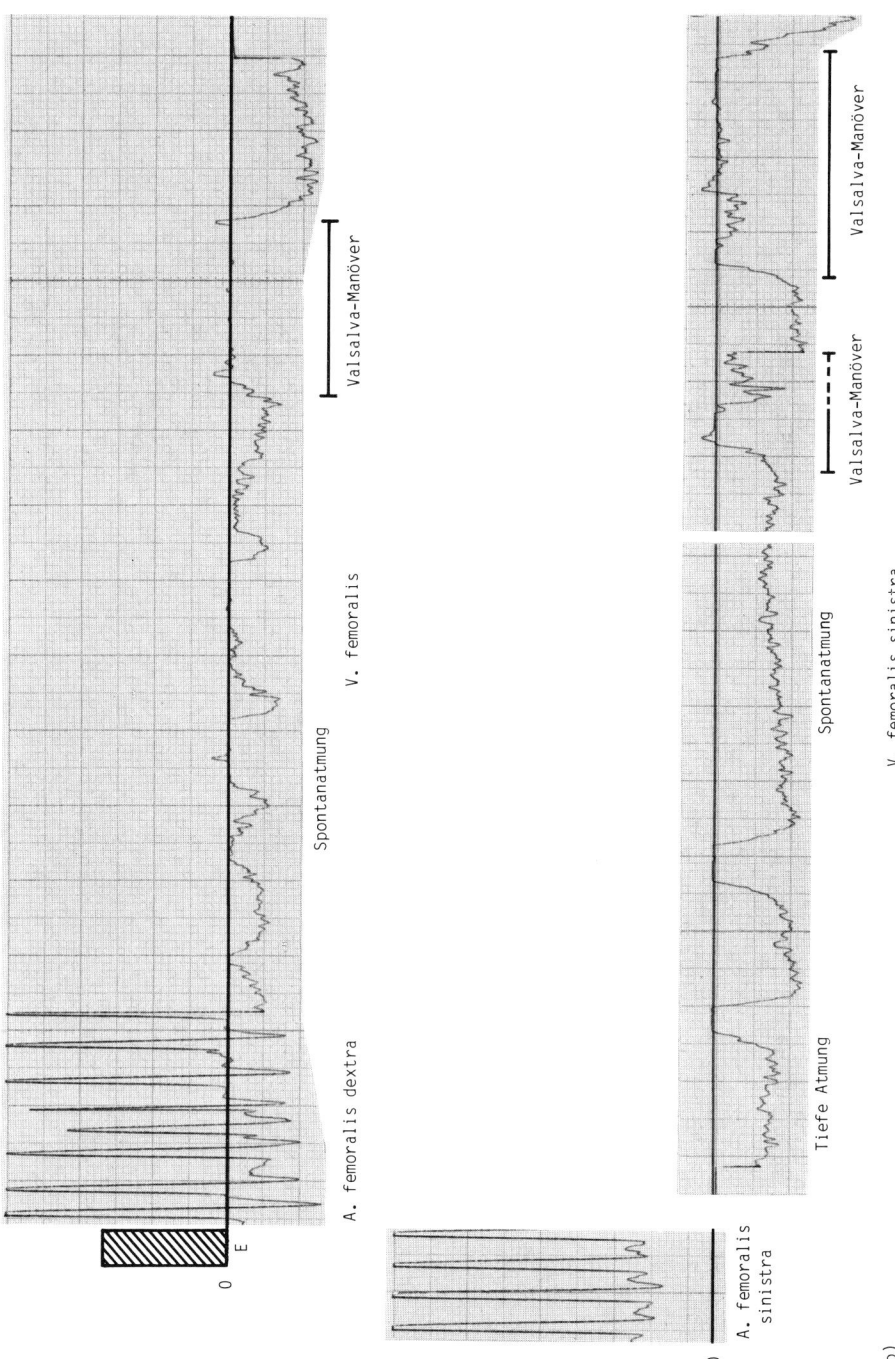

Abb. 53. b USD-Untersuchung des Venensystems in der Leistenbeuge: rechts Normalbefund; links starke arterielle und dadurch auch venöse Hyperzirkulation mit stark verminderter Atemabhängigkeit des venösen Strömungssignals bei Spontanatmung, Valsalva-Versuch normal

4.2.1 Akute tiefe Venenthrombose

Die Untersuchung am Bein beginnt immer in der Leistenbeuge. Bei sehr adipösen Patienten kann diese Untersuchung Schwierigkeiten bereiten.

Der akute thrombotische Verschluß einer großen, oberflächennahen Vene, z. B. der V. femoralis, ist selbstverständlich bereits mit den einfachen, nichtdirektionalen Geräten nachweisbar (vgl. Abb. 55 a).

Beim *Valsalva-Preßversuch* kommt es beim Gesunden nach einem kurzen initialen Rückstrom zum Sistieren der Femoralvenenströmung, während bei pathologisch erhöhtem Femoralvenendruck infolge Beckenvenenthrombose der Blutfluß in der gestauten Femoralvene beim Valsalva-Manöver über Kollateralen herzwärts anhält (Abb. 54, 55). Bei hochgradigen Stenosierungen wird der Fluß lediglich langsamer, ohne daß es endinspiratorisch zu einem völligen Stopp kommt; damit lassen sich Beckenvenen*stenosen* mit hämodynamischer Wirksamkeit nachweisen, d. h. mit über 80%iger Einengung. Wegen des erhöh-

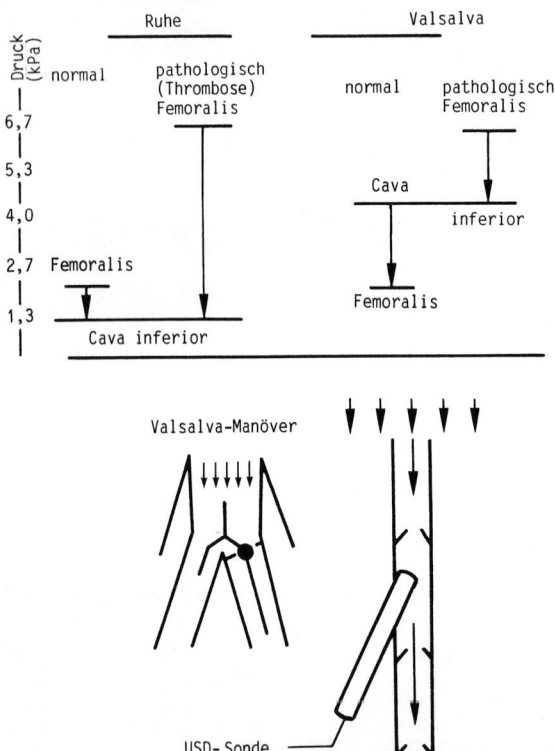

Abb. 54. *Oben:* Druckgradienten zwischen V. femoralis und V. cava inferior unter normalen Bedingungen und bei Beckenvenenthrombose in Ruhe und beim Valsalva-Manöver. Bei pathologisch erhöhtem Femoralvenendruck infolge Beckenvenenthrombose bleibt auch beim Valsalva-Manöver ein Druckgradient in Richtung V. cava und daher eine herzwärts gerichtete Blutströmung bestehen. *Unten:* Schematische Darstellung der Untersuchung des Venensystems in der Leistenbeuge mit dem Valsalva-Manöver, auch zum Nachweis von Klappeninsuffizienzen der Beinvenen. (Nach Marshall, 1983)

ten Venendrucks distal einer Thrombose ist auch die typische Atemabhängigkeit des venösen Strömungssignals weitgehend aufgehoben (Abb. 55b).

Diese Befunde lassen sich in der Leistenbeuge mit der Doppler-Sonde nachweisen, indem die medial der Arterie liegende V. femoralis beschallt wird. Wichtig ist immer der Seitenvergleich. Bei seitengleich pathologischem Befund muß auch an eine Thrombose der V. cava inferior oder an eine hochgradige Stenosierung derselben gedacht werden (wir haben einen derartigen Befund im Rahmen einer retroperitonealen Fibrose nach längerfristiger Methysergid-Einnahme gesehen).

Die diagnostische Treffsicherheit dieser Untersuchung liegt bei typischem Ausfall bei etwa 90%. Entsprechende Befunde können unter günstigen Bedingungen in der Kniekehle bei Femoralvenenthrombose und in der Achselhöhle oder im Bereich des Schlüsselbeins, am günstigsten infraklavikulär, bei *Thrombose der V. axillaris/subclavia* erhoben werden (Abb. 56).

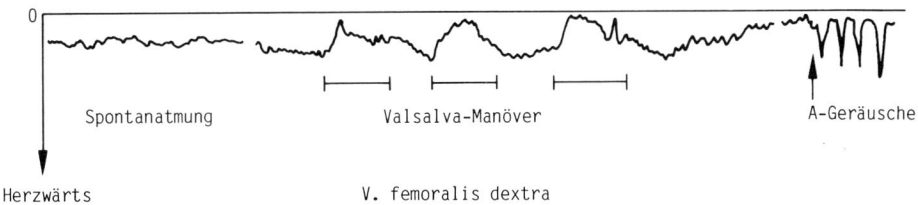

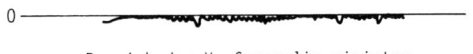

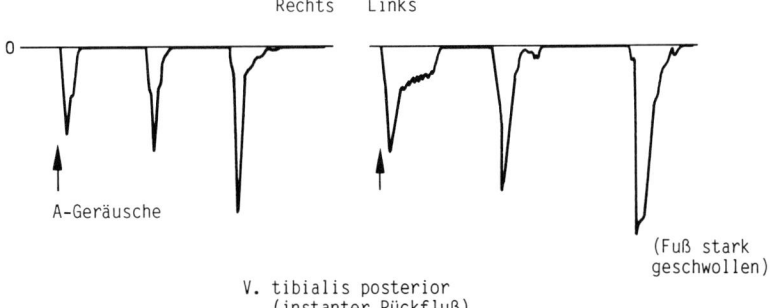

Abb. 55. a G. R., ♀, 60 J. Metastasierendes Zervix-Karzinom. Vor 9 Monaten Schwellung des rechten Beins, seit 1 Woche des linken. USD-Befund: postthrombotisches Syndrom rechts, akute Femoralvenenthrombose links

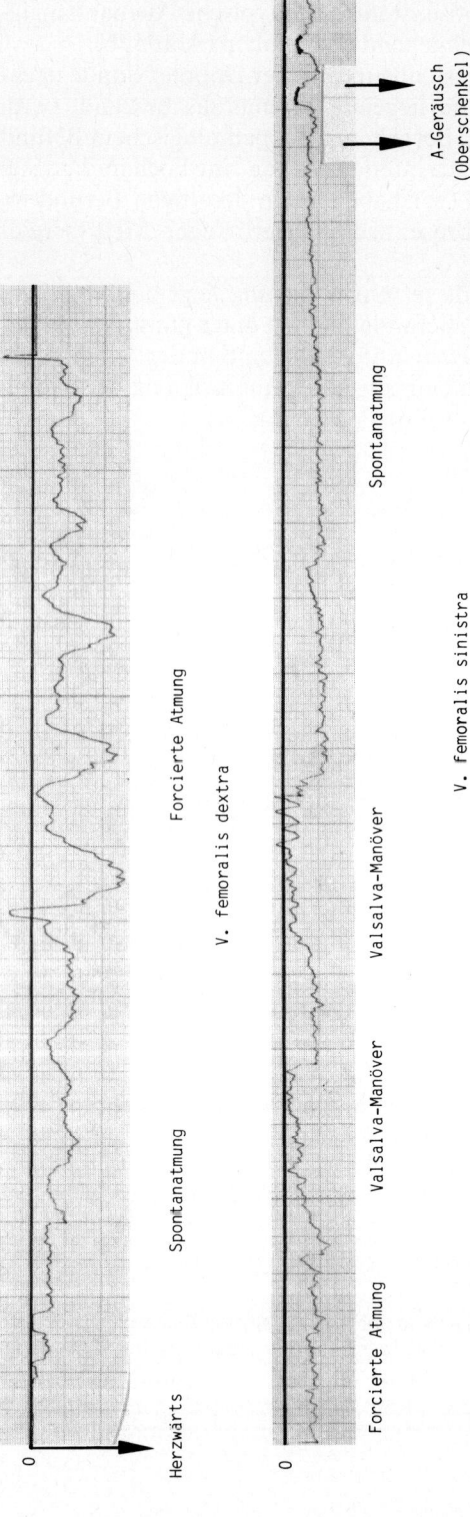

Abb. 55. b M.I., ♀, 12 J. Vor 2 Monaten Operation eines Medulloblastoms; seit etwa 2 Wochen Schwellung des linken Beins (USD-Befund)

4.2.1.1 Zusätzliche Methodik (s. Tabelle 10)

A-Geräusche

Hervorrufung einer beschleunigten orthograden Strömung, sog. *A-Geräusche* (*a*ngehoben, englisch: *a*ugmented), durch rasche manuelle Kompression von Bein oder Arm distal der Untersuchungsstelle (Abb. 57) oder durch Dorsalflexion des Fußes (Sprunggelenksvenenpumpe). A-Geräusche sind auch zuverlässig an V. poplitea und V. tibialis posterior bei Fußkompression (Abb. 55, 58) sowie an Arm und V. subclavia nachweisbar (Abb. 56b). Selbstverständlich sind A-Geräusche auch mit nichtdirektionalen USD-Geräten nachweisbar.

Tabelle 10. Typische Befunde bei der Ultraschall-Doppler-Untersuchung des Venensystems in der Leistenbeuge (entsprechende Befunde sind z. T. auch in Axilla und Kniekehle zu erheben). (Marshall, 1983)

Untersuchungsmethode	Normale Verhältnisse	Akute tiefe Thrombose (Beckenvenen)	Klappeninsuffizienz
Atemabhängigkeit des USD-Signals	+	0	(bei postthromb. Syndr. verminderte Atemabhängigkeit, mitunter Pendelströmung)
Valsalva-Versuch	Sistieren der venösen Blutströmung	Strömung herzwärts anhaltend	Rückstrom
Valsalva-Versuch mit Stauung distal der Saphena-magna-Einmündung	Sistieren der venösen Blutströmung	Strömung herzwärts anhaltend	Rückstrom nur bei Insuffizienz der tiefen Venen
A-Geräusche bei Kompression	+	0	(Retrograder Fluß in insuffizienten Perforansvenen)
S-Geräusche über Kollateralvenen	0	+	(bei tiefem Venenschaden Fortbestehen von Kollateralvarizen mit S-Geräuschen)

Distal der jeweiligen Kompressionsstelle läßt sich normalerweise unmittelbar nach Aufheben der Kompression ebenfalls eine beschleunigte orthograde Strömung nachweisen (Verbesserung der Etagenlokalisation einer umschriebenen Venenthrombose).

Ein Zeichen für einen Venenverschluß liegt vor, wenn herzwärts *keine* A-Geräusche auftreten (Abb. 55). Unter Umständen ist dieser Effekt auch noch im Bereich der V. cava inferior rechts des Nabels nachweisbar bei Untersuchung auf Beckenvenenthrombose. Fehlen derart induziert beschleunigte venöse Signale in der V. tibialis posterior, so weist dies auf einen Verschluß dieser Vene, was als ein Hinweis auf eine Unterschenkelvenenthrombose gewertet werden kann.

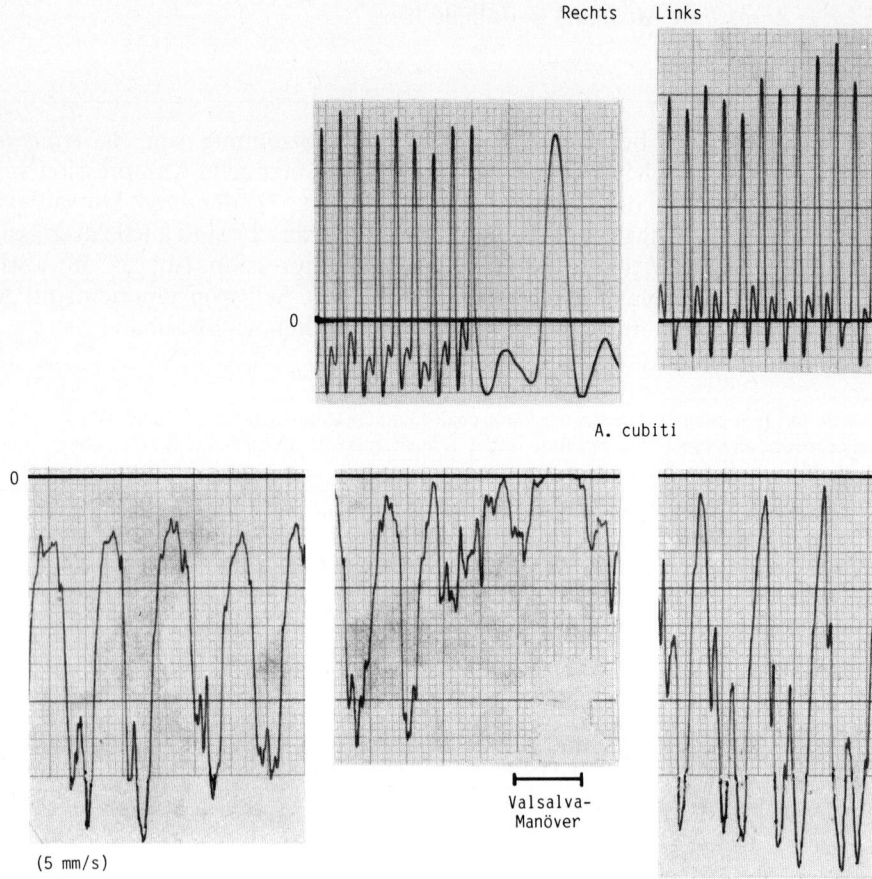

Rechts   Links

0

A. cubiti

0

Valsalva-
Manöver

(5 mm/s)

V. subclavia

Abb. 56. a S. G., ♀, 63 J. Schwerstes, phlegmasieartiges Paget-von-Schroetter-Syndrom rechts. Akut aufgetreten am 3. Tag einer postoperativen Infusionsbehandlung (Cholezystektomie); Untersuchung am 5. postoperativen Tag (arterielle und venöse Widerstandserhöhung rechts; am extrem geschwollenen Arm keine Venensignale ableitbar)

Abb. 56. b S. H., ♂, 41 J. USD-Untersuchung bei einem Sicherheitsangestellten 6 Wochen nach ▶ Auftreten eines schweren Paget-von-Schroetter-Syndroms rechts nach intensivem Hanteltraining. *Links:* Normalbefund. *Rechts:* Zeichen einer venösen Druckerhöhung in der distalen V. subclavia bei – angiographisch gesicherter – proximaler Thrombose. *A* = stark abgeschwächtes A-Geräusch bei Oberarmkompression

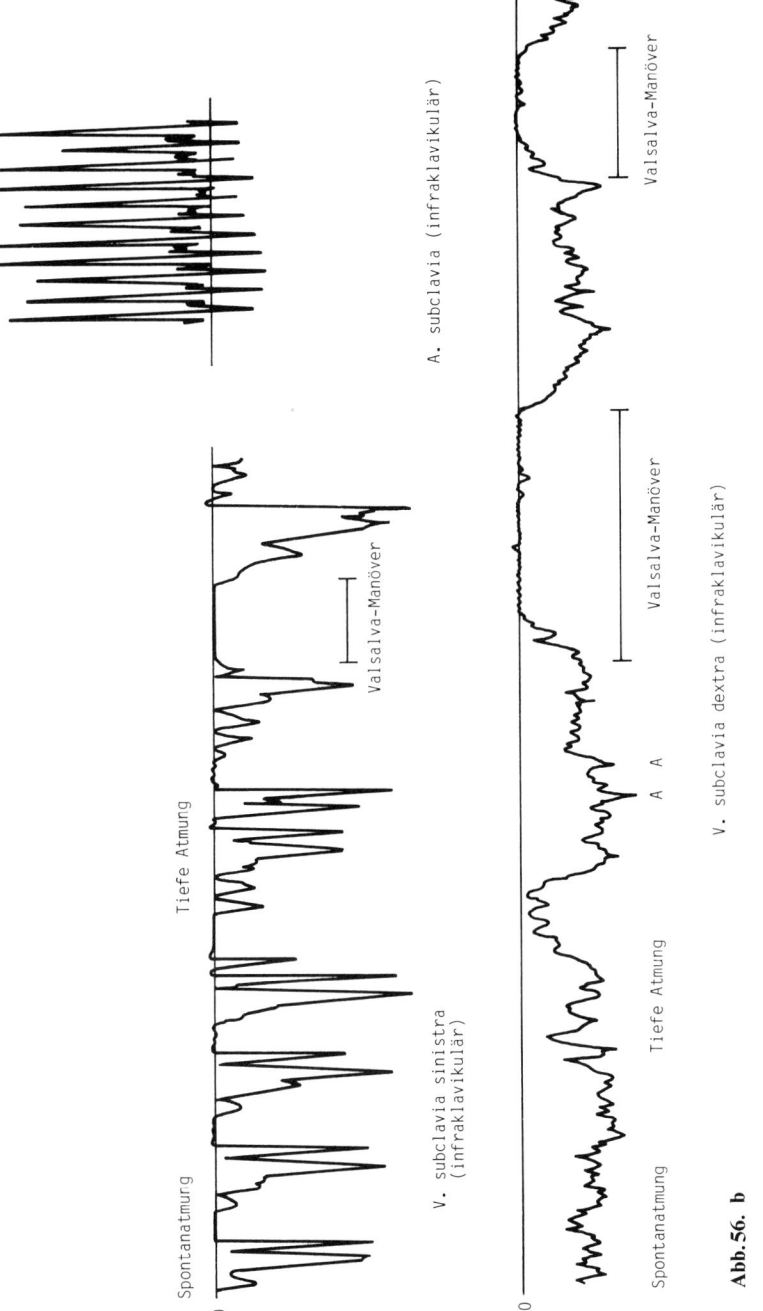

V. subclavia sinistra (infraklavikulär)

A. subclavia (infraklavikulär)

V. subclavia dextra (infraklavikulär)

Abb. 56. b

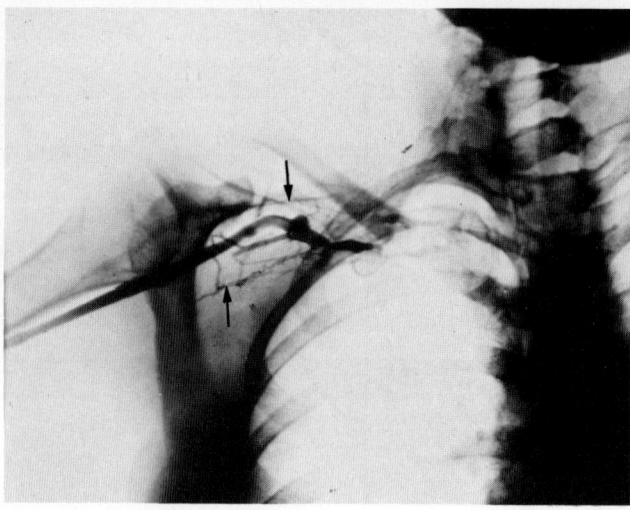

Abb. 56. c Thrombotischer Verschluß der V. subclavia dextra (Paget-von-Schroetter-Syndrom) mit Ausbildung eines Kollateralnetzes im Schulterbereich nach ungewohnt schwerer körperlicher Arbeit (aszendierende Phlebographie). An den Kollateralen besteht die Möglichkeit des Nachweises von S-Geräuschen *(Pfeil)*

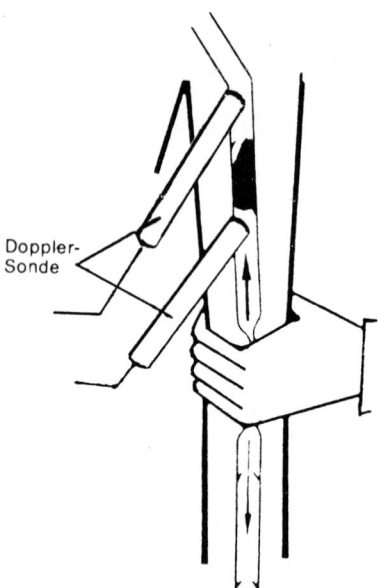

Doppler-
Sonde

Abb. 57. Schematische Darstellung der Auslösung von A-Geräuschen bzw. der fehlenden Auslösbarkeit bei verschließender Venenthrombose

Rechts   Links

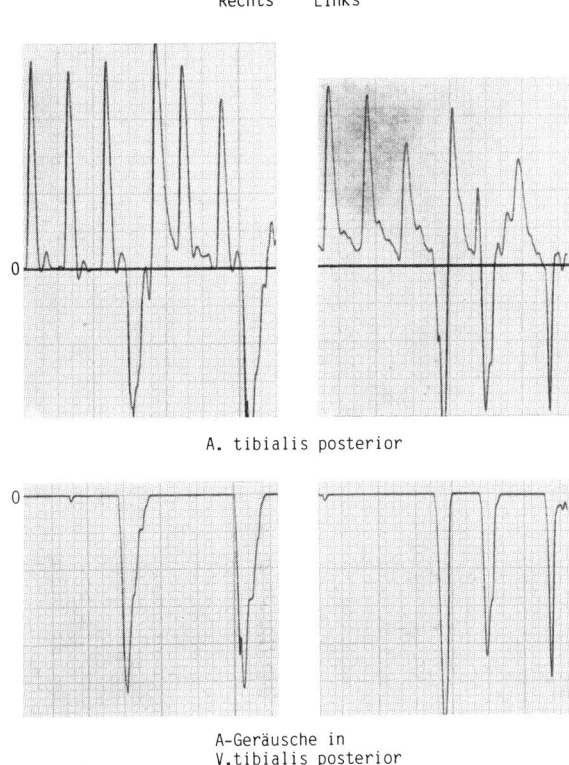

A. tibialis posterior

A-Geräusche in
V.tibialis posterior

Abb.58. B.A., ♀, 75 J. Auslösung von A-Geräuschen in der V. tibialis posterior (zusätzlich periphere Minderdurchblutung links bei diabetischer Angiopathie)

Der Ausfall der A-Geräusche kann prinzipiell zwischen Kompressionsort und Thrombose oder unmittelbar herzwärts der Thrombose nachgewiesen werden (Abb. 57).

Um einen verstärkten Abfluß über oberflächliche Venen auszuschließen, können die A-Geräusche von V. femoralis und V. poplitea auch noch nach Anlegen eines Stauschlauchs zwischen Kompressions- und Beschallungsstelle geprüft werden.

Da die Loslösung von Thromben durch diese Manipulationen nicht mit letzter Sicherheit ausgeschlossen werden kann (dies trifft in gewisser Hinsicht auch für das Valsalva-Manöver zu), muß diese Untersuchung bei Verdacht auf akute tiefe Venenthrombose sehr behutsam durchgeführt werden! Wir selbst haben allerdings bei mehreren Hundert dieser Untersuchungen noch nie eine Lungenembolie erlebt.

Kommt es mit der Ausbildung eines postthrombotischen Syndroms (PTS) zu einer – funktionell minderwertigen – Rekanalisation der thrombosierten Vene, treten auch wieder A-Geräusche auf. Oft sind sie dann allerdings auf der erkrankten Seite abgeschwächt (Abb. 55, 56 b, 59).

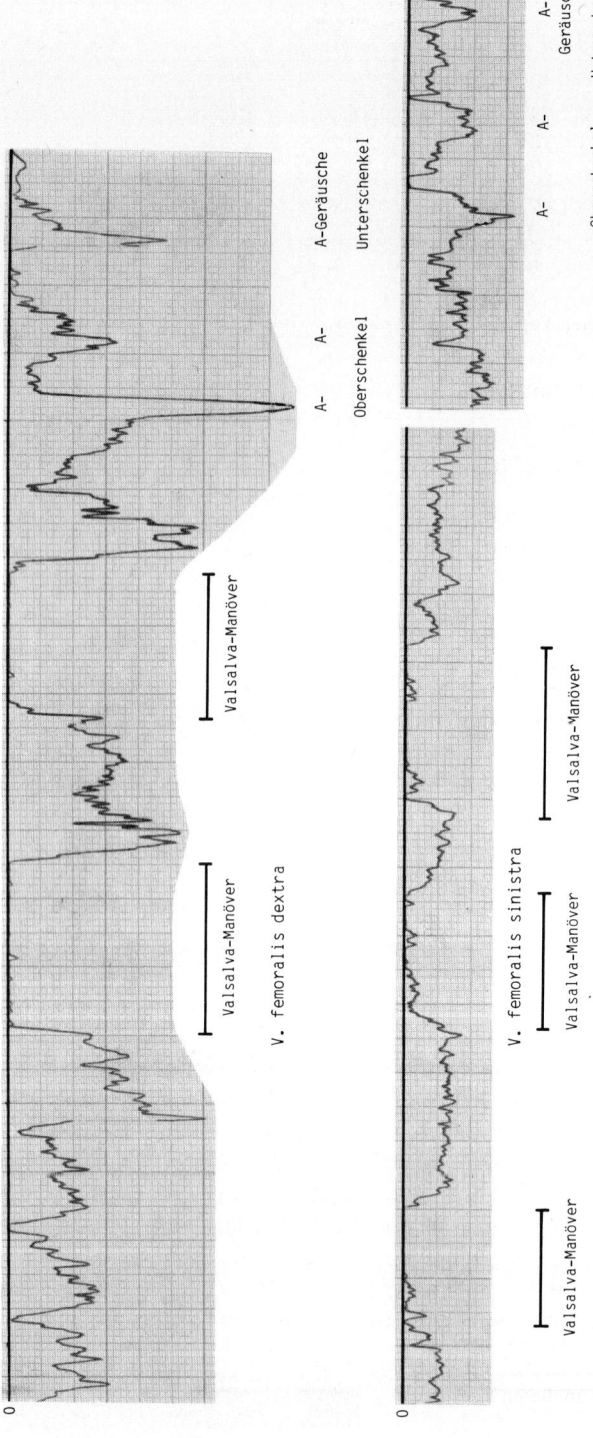

Abb. 59. P. L., ♀, 62 J. Postthrombotisches Syndrom links mit deutlicher venöser Drucksteigerung und abgeschwächten A-Geräuschen (Becken-Oberschen-kelvenenthrombose post partum vor 31 Jahren)

S-Geräusche

Nach einer akuten tiefen Becken- oder Schultergürtelvenenthrombose bildet sich spontan rasch ein subkutanes Kollateralvenennetz aus (Abb. 56c, 60).

Daran ist der Nachweis der relativ hochfrequenten, aber – im Gegensatz zum arteriellen Signal – nicht pulsatilen, sich mit der Atmung etwas ändernden „*S-Geräusche*" (*s*pontan) als Zeichen einer schnellen venösen Strömung in einer inguinalen Kollateralvene bei Beckenvenenthrombose möglich. Zur weiteren Abgrenzung von arteriellen Signalen eignet sich die leichte manuelle Kompression über der Symphyse und Leistenbeuge, wobei dieses Geräusch über der Kollateralvene sistiert. Ein entsprechender Befund ist auch im Schulterbereich bei Thrombose der V. axillaris/subclavia zu erheben.

Da bei tiefer Oberschenkelvenenthrombose die *V. saphena magna* als wichtiges Kollateralgefäß wirken kann, ist der Nachweis einer im Seitenvergleich deutlich beschleunigten Strömung in dieser Vene ein indirektes Zeichen für Obliteration der tiefen Strombahn.

Die Sensitivität (richtige Diagnosen zu Gesamtzahl der Erkrankungen) dieser Untersuchungen auf tiefe Venenthrombose im ileofemoropoplitealen Bereich (Tabelle 10) beträgt nach einer Zusammenstellung verschiedener großer Studien in der Literatur und eigenen Untersuchungen 84% (76–94%), die Spezifität (richtig erkannte Normalbefunde zu Gesamtzahl der Normalbefunde) 87% (78–91%). Die USD-Untersuchung zeichnet sich demnach für diese Fragestellung durch eine hohe Zuverlässigkeit aus.

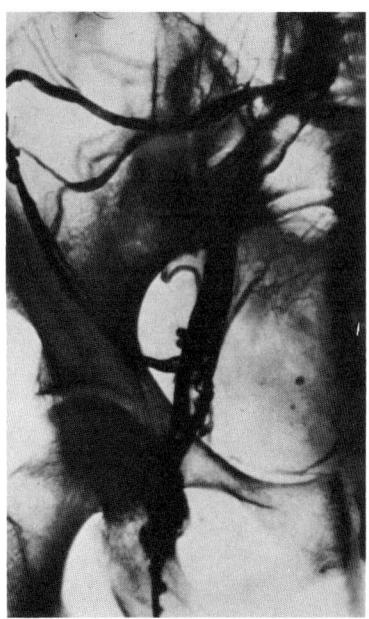

Abb. 60. Ausgeprägte Kollateralenbildung, z. B. inguinal bei Thrombose der V. iliaca communis. Möglichkeit zum Nachweis von S-Geräuschen an diesen Kollateralen

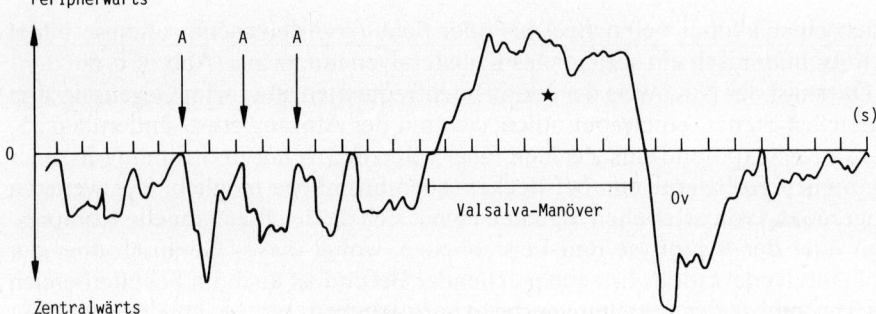

Blutstromgeschwindigkeit

Peripherwärts

A   A   A

0

(s)

Valsalva-Manöver

Ov

Zentralwärts

Abb. 61. a Blutströmungsverhalten im Bereich der V. femoralis sinistra einer 35jährigen Angestellten mit postthrombotischem Venenklappenschaden im Oberschenkel-Beckenbereich (Originalaufzeichnung). A = Auslösung von A-Geräuschen durch Oberschenkel- und Wadenkompression (normaler Testausfall bei durchgängigem tiefen Venensystem); * = pathologischer Rückstrom beim Valsalva-Manöver; Ov = „Overshoot" nach dem Valsalva-Manöver

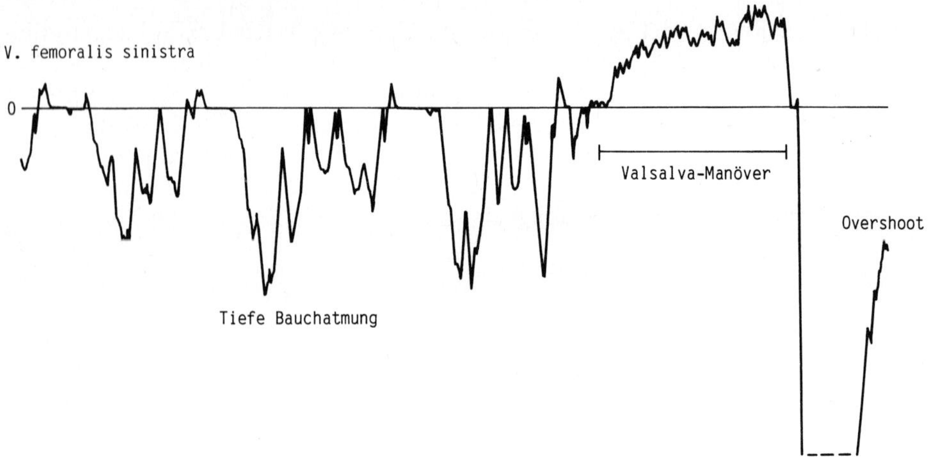

V. femoralis sinistra

0

Valsalva-Manöver

Overshoot

Tiefe Bauchatmung

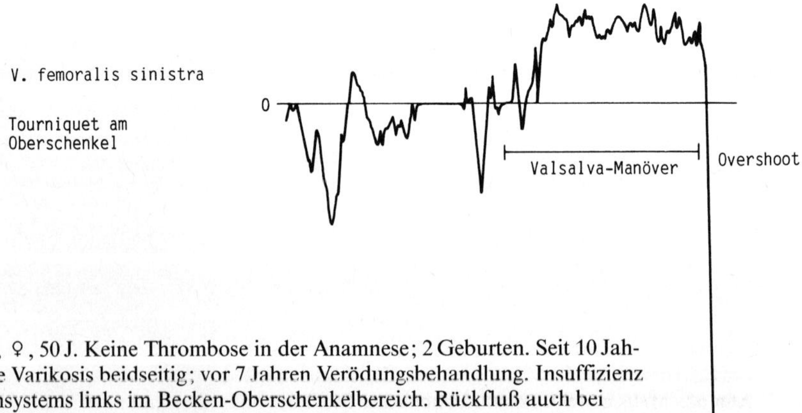

V. femoralis sinistra

Tourniquet am
Oberschenkel

0

Valsalva-Manöver   Overshoot

Abb. 61. b F. H., ♀, 50 J. Keine Thrombose in der Anamnese; 2 Geburten. Seit 10 Jahren zunehmende Varikosis beidseitig; vor 7 Jahren Verödungsbehandlung. Insuffizienz des tiefen Venensystems links im Becken-Oberschenkelbereich. Rückfluß auch bei Kompression des oberflächlichen Venensystems

4.2.2 Veneninsuffizienz

Bei Klappeninsuffizienz der Beinvenen kommt es beim rasch einsetzenden, starken Valsalva-Preßversuch zu einem heftigen, anhaltenden Blutrückstrom, der in Dauer und Ausmaß mit der Schwere der Klappeninsuffizienz korreliert und ebenfalls mit der direktionalen Doppler-Sonde zu erfassen ist (Abb. 54, 61, 62). Der abrupte Preßversuch muß meist einige Male geübt werden.

Durch Kompression der oberflächlichen Stammvenen mit einer elastischen Binde kann zusätzlich eine Differenzierung in Insuffizienz der tiefen und oberflächlichen Venen durchgeführt werden: Bei Insuffizienz der tiefen Venen bleibt trotz oberflächlicher Kompression ein Rückstrom erhalten, bei isolierter Insuffizienz des oberflächlichen Systems verschwindet er (Tabelle 10, Abb. 61 b). Orientierend reicht auch die Kompression der V. saphena magna mit dem Daumen.

Diese Befunde können sich allerdings mit den Befunden bei tiefer Venenthrombose (Rezidivthrombose) überlagern, bzw. hängen in ihrem Ausmaß gegebenenfalls auch von einer *postthrombotisch* bedingten Drucksteigerung im untersuchten Bein ab (abhängig vom Druckgradient von der V. cava inferior zu den Beinvenen, vgl. Abb. 54, 62).

Bei entsprechender kontinuierlicher Ausdehnung der tiefen Klappeninsuffizienz kann die pathologische Rückströmung auch in der V. poplitea nachgewie-

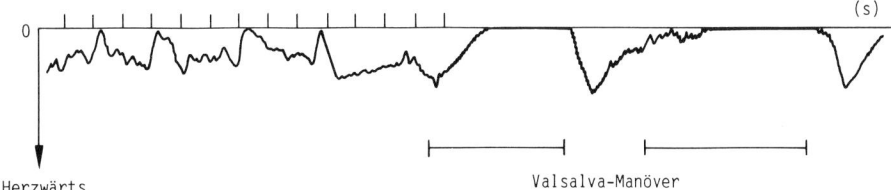

Herzwärts

Valsalva-Manöver

V. femoralis dextra

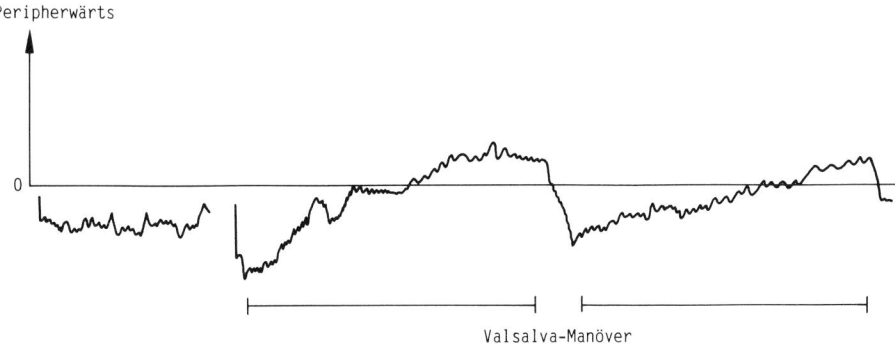

Peripherwärts

Valsalva-Manöver

V. femoralis sinistra

Abb. 62. M.J., ♂, 59 J. Postthrombotisches Syndrom links (Zustand nach Unterschenkeltrümmerfraktur links, rezidivierende Lungenembolien); rechts Normalbefund

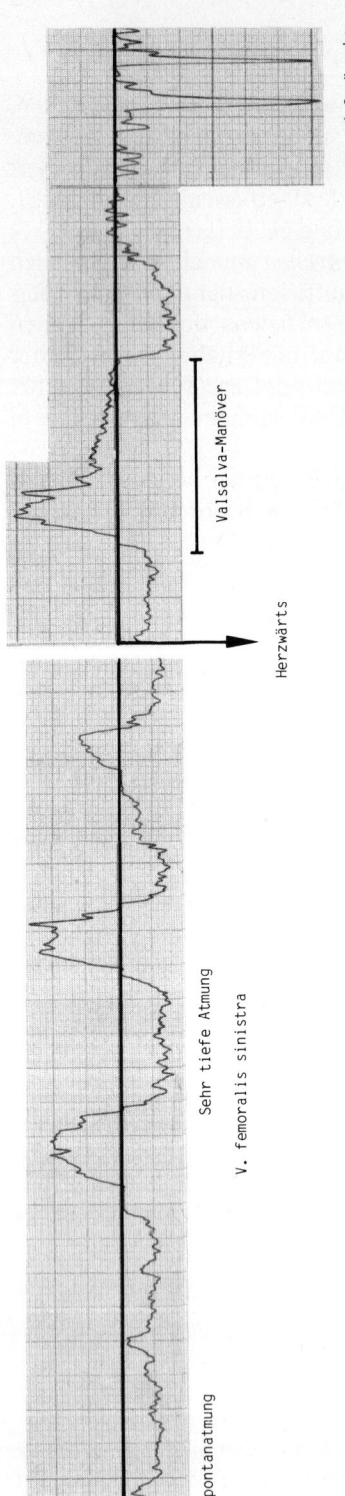

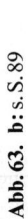

Abb. 63. a W. L., ♂, 72 J. Schweres postthrombotisches Syndrom links nach Bein-Beckenvenenthrombose vor 8 Jahren (Hüftoperation). Bei tieferer Atmung ausgeprägte *Pendelströmung* (pathologischer Befund) in der rekanalisierten V. femoralis

Abb. 63. b: s. S. 89

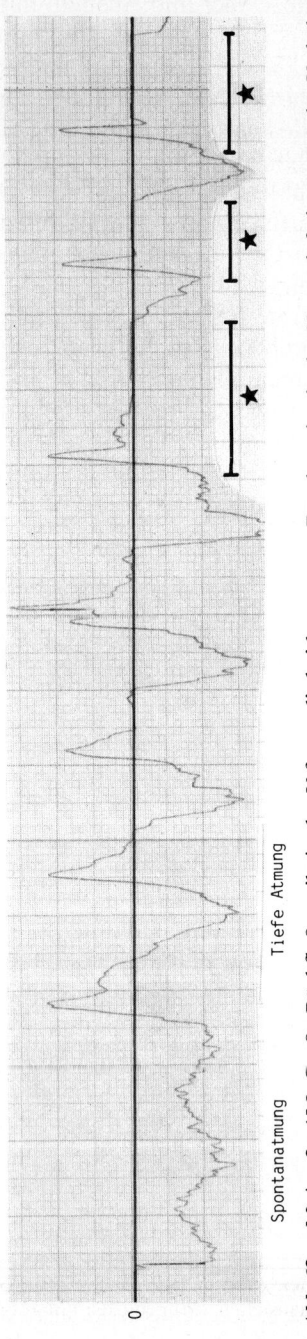

Abb. 63. c M. A., ♀, 45 J. Große Rückflußanteile in der V. femoralis bei langsamem Druckanstieg in der V. cava inferior; normales Verhalten bei Valsalva-Manöver (*)

sen werden. Umschriebene periphere Klappeninsuffizienzen können durch manuelle proximale Kompression bei distaler Beschallung nachgewiesen werden.

Die Insuffizienz der Saphenahauptstämme kann von der Leistenbeuge bis zum distalen Unterschenkel überprüft und damit eine Schweregradeinteilung der Stammvarikosis durchgeführt werden (Marshall, 1982 a).

Beim Valsalva-Manöver kann es initial zu einem deutlichen zentrifugalen Strom in der V. femoralis kommen, wenn die erste schlußfähige Klappe weit peripher und nicht in der V. ilica externa oder V. femoralis communis liegt. Dieser Rückstrom darf nicht länger als 1 bis maximal 2 s anhalten und muß dann abrupt aufhören; er darf dann nicht im Sinne einer Klappeninsuffizienz interpretiert werden (Abb. 63 c). Auch hierbei ist wiederum der Seitenvergleich sehr wichtig. Während des Valsalva-Manövers kann sich ein relativ hoher, zentripetal gerichteter Druckgradient aufbauen und nach dem Manöver zu einer deutlichen orthograden Strömungsspitze („overshoot") führen (s. Abb. 61 a).

Bei ausgeprägter *postthrombotischer Klappeninsuffizienz* im Becken-Oberschenkel-Bereich mit sonst nur wenig gestörter venöser Hämodynamik, d. h. nur wenig erhöhtem venösen Druck, kann es bei tiefer Bauchatmung zu einer *Pendelströmung* in der V. ilica externa und V. femoralis statt des normalen endinspiratorischen Stopps (Abb. 52 a) kommen (rekanalisierte, klappenlose Vene) (Abb. 63 a, b). Andeutungsweise findet sich dieser Effekt manchmal auch bei langsamer oberflächlicher Bauchatmung bei intaktem Venensystem, um bei vertiefter Atmung sofort zu verschwinden, wenn es zum normalen endinspiratorischen Klappenschluß kommt (Abb. 63 c).

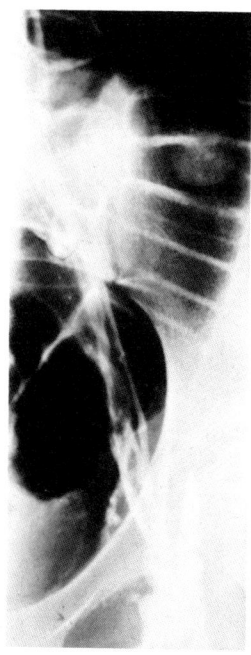

Abb. 63. b Der gleiche Patient (Abb. 63 a). Phlebogramm der rekanalisierten, klappenlosen V. iliaca sinistra

4.2.3 Insuffizienz der Perforansvenen

Auch insuffiziente Vv. perforantes lassen sich mit der USD-Methode erfassen. Über einer intakten Perforansvene – soweit diese überhaupt auffindbar ist – ist kein Doppler-Signal zu hören. Es fehlt auch dann, wenn – bei Untersuchungen am Unterschenkel – die Wade proximal manuell komprimiert wird; erst beim Aufheben der Kompression erzeugt das vermehrt in die Tiefe frei abfließende Blut ein entsprechendes orthogrades Doppler-Signal (Abb. 64a). Bei Insuffizienz einer Perforansvene – lokalisierbar durch eine tastbare Faszienlücke (oft mit Druckschmerzhaftigkeit) – kommt es auch *bei der Kompression* zu einem Doppler-Signal mit umgekehrter Ausschlagsrichtung bei der direktionalen Aufzeichnung, da das Blut retrograd an die Oberfläche gepreßt wird (Abb. 64b).

Um eine lediglich Blutverschiebung in oberflächlichen Venen auszuschließen, kann proximal und distal der zu prüfenden Perforansgruppe ein Tourniquet angelegt werden. [Es gibt je 2 mediale Perforansgruppen an Ober- und Un-

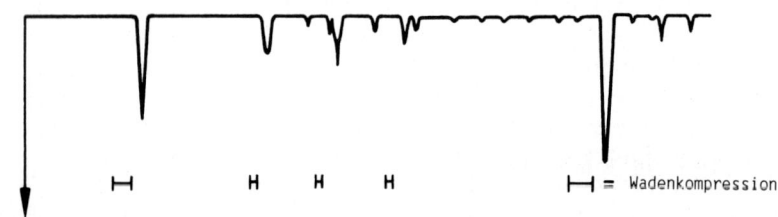

Orthograd

Abb. 64. a K. B., ♀, 41 J. Nachweis intakter Perforansvenen durch orthograde A-Geräusche *nach* Wadenkompression (Cockett-Gruppe)

Abb. 64. b Retrograd ausströmendes Blut bei Kompression der Wade über insuffiziente Perforansvene. (Aus Marshall, 1983)

terschenkel, wovon die Cockett-Gruppe proximal des Innenknöchels am bedeutsamsten ist (Marshall, 1982 a).]

Die sehr empfindliche Untersuchung auf Perforansinsuffizienzen kann auch mit nichtdirektionalen Geräten mit hoher Zuverlässigkeit durchgeführt werden.

Es empfiehlt sich auch die Doppler-Untersuchung der Perforansvenen *im Stehen:* Bei Insuffizienz kommt es nach dem Aufstehen, wenn die tiefen Muskelvenen aufgefüllt sind, zu einem spontanen Rückstrom über diese defekten Perforansvenen.

4.2.4 *Fehlermöglichkeiten*

Auf die Bedeutung des Seitenvergleichs – speziell bei grenzwertig pathologischen Befunden – wegen der geringen intraindividuellen Seitenunterschiede bei starken interindividuellen Unterschieden und der Korrelation zum arteriellen Einstrom (HTG der A. femoralis) zur Erkennung einer einseitigen Hyperzirkulation wurde bereits hingewiesen (Abb. 53).

Bei Stauung im Niederdrucksystem infolge einer Rechtsherzinsuffizienz oder Trikuspidalinsuffizienz sind die typischen atemabhängigen Änderungen der venösen Hämodynamik vermindert, und es können – besonders bei Trikuspidalinsuffizienz – die Aktionen des rechten Herzens retrograd oft bis weit in die Peripherie übertragen werden (Abb. 65). Dieses dann pulsatile Signal kann mit dem arteriellen verwechselt werden (Abb. 65). Auch bei arterio-venösen Fisteln ist das venöse Signal stark vermindert atemabhängig und zeigt arterielle Pulsationen (s. Kap. 6, Abb. 74).

Falschnegative USD-Befunde sind möglich bei Thrombosen in nur einem Schenkel einer doppelt angelegten V. femoralis oder V. poplitea.

Auch der unterschiedliche USD-Befund bei akuter tiefer Venenthrombose und *postthrombotischem Syndrom* (PTS) ist zu beachten: Beim PTS kommt es zum Wiederauftreten von A-Geräuschen (Abb. 56 b, 59, 61 a, 63 a) und wiederum zu einer gewissen Atemabhängigkeit des venösen Signals – allerdings mit

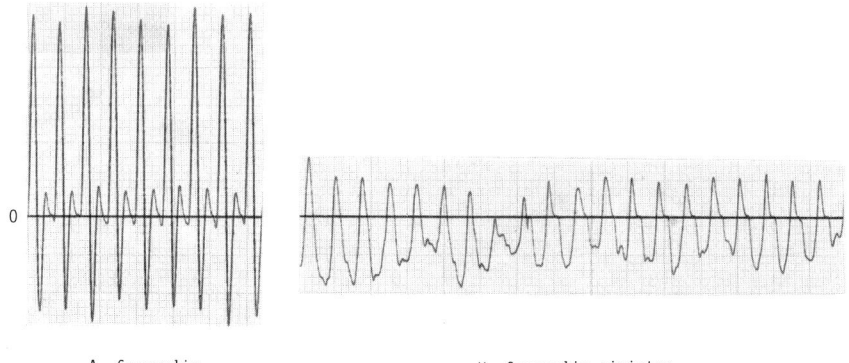

A. femoralis   V. femoralis sinistra

Abb. 65. B. M., ♀, 56 J. Rheumatische Vitien: kombiniertes Mitralvitium, Aortenklappenprothese; Zeichen für Trikuspidalinsuffizienz (Schrittmacher)

mehr oder minder deutlicher Seitendifferenz (Abb. 56a, 59, 61a, 62, 63a), und der tiefe Klappenschaden führt zum pathologischen Rückstrom (Abb. 61a, 62) beim Valsalva-Manöver bis zur „Pendelströmung" bei tiefer Atmung (Abb. 63a). Aus diesen Befunden ist andererseits eine gute Verlaufsbeobachtung der tiefen Venenthrombose und eine Schweregradabschätzung des PTS möglich (Abb. 62).

4.2.5 Gang der praktischen Untersuchung des Bein-Becken-Venensystems mit USD

Auch hierbei stehen die Anamnese und die klinische Untersuchung einschließlich Gefäßstatus am Anfang. Neben der Beurteilung des Arteriensystems, um Beschwerden seitens einer AVK auszuschließen, bedarf es eines ausführlichen venösen Status (ggf. Untersuchung auch im Stehen, Umfangmessungen an den Beinen, Prüfung der „Thrombosefrühzeichen" u. a.) (Marshall, 1982a).

Die USD-Untersuchung – immer im Seitenvergleich – beginnt jeweils mit der Aufzeichnung des HTG der A. femoralis; wo dieses am besten ableitbar ist, wird die Sonde gering nach medial geschoben und das Doppler-Signal der V. femoralis abgeleitet. Dieses wird zunächst bei ruhiger spontaner Bauchatmung beobachtet, dann bei forcierter Bauchatmung; ggf. muß die Bauchatmung vorher geübt werden. Danach wird ein Valsalva-Preßversuch über 5–7 s durchgeführt; erforderlichenfalls muß auch dieser mehrfach geübt werden. Anschließend wird die Auslösbarkeit der A-Geräusche von Ober-, Unterschenkel und Fuß geprüft; dazwischen sind immer kurze Pausen zu machen, damit sich die Venen wieder auffüllen können. Zuletzt wird die A. tibialis posterior aufgesucht und die Auslösbarkeit der A-Geräusche in der begleitenden Vene durch Fußkompression überprüft. Es sei nochmals darauf hingewiesen, daß bei Verdacht auf akute tiefe Venenthrombose all diese Untersuchungen mit höchster Vorsicht durchzuführen sind!

Je nach Befund werden ergänzende Untersuchungen angeschlossen: evtl. Beschallung der V. cava inferior rechts der Aorta mit Auslösung von A-Geräuschen durch Oberschenkelkompression; Prüfung des Valsalva-Manövers an der V. femoralis mit Tourniquet am Oberschenkel; Beschallung der V. poplitea (lateral der Arterie) in Bauchlage mit Prüfung der A-Geräusche durch Wadenkompression; Untersuchung auf Perforansinsuffizienzen – dies ggf. auch im Stehen; u. a. Beurteilung der oberflächlichen Stammvenen.

Bei Normalbefund dauert die USD-Untersuchung des Bein-Becken-Venensystems beidseits etwa 5 min.

Aus dem Ergebnis der USD-Untersuchung bei *Insuffizienz der V. saphena magna* lassen sich auch *Therapieentscheidungen* ableiten:
- Bei lediglich positivem USD-Befund: sachgerechte Unterbindung (oder Verödung) der Krosse [= gekrümmter Mündungsbereich der oberflächlichen Stammvene in das tiefe System (Marshall, 1982a)].
- Bei positivem USD-Befund plus positivem Hustentest: Operation oder Verödung der varikösen V. saphena magna (bei intaktem tiefen Venensystem).
- Bei positivem USD-Befund plus positivem Hustentest plus Trendelenburg: nur Operation (Marshall, 1982a).

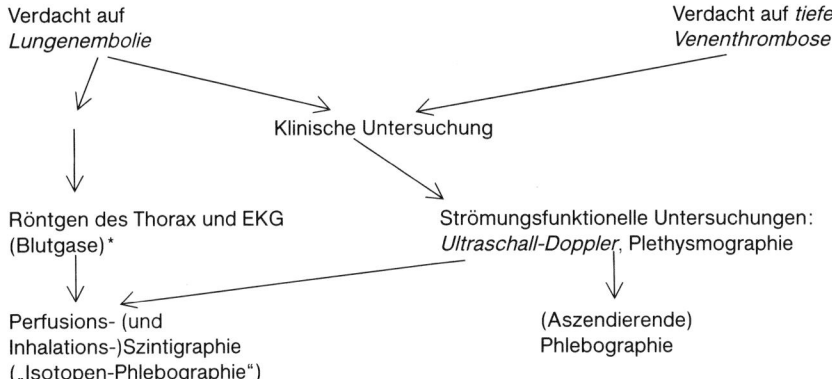

Abb. 66. Stellung der USD-Untersuchung im diagnostischen Programm bei Verdacht auf tiefe Venenthrombose bzw. Lungenembolie. *Cave:* Keine arterielle Punktion, wenn thrombolytische Behandlung indiziert sein könnte!

Abbildung 66 gibt die Stellung der USD-Untersuchung im diagnostischen Programm bei Verdacht auf tiefe Venenthrombose bzw. Lungenembolie wieder.

Sind keine eingreifenden therapeutischen Maßnahmen, wie Thrombolyse oder Operation, indiziert, reicht die USD-Untersuchung zur Diagnosesicherung bei tiefer Bein-Becken-Venenthrombose voll aus; ebenso zur Verlaufsbeobachtung bei derartigen therapeutischen Maßnahmen (Abb. 67).

In Tabelle 10 sind die typischen Befunde bei der USD-Untersuchung des Venensystems in der Leistenbeuge zusammengefaßt.

Es wäre zu diskutieren, ob eine prospektive Überwachung thrombosegefährdeter Patienten mit USD – z.B. postoperativ – eine medikamentöse Routineprophylaxe für alle Patienten eventuell überflüssig machen und die sofortige Behandlung einer sich entwickelnden tiefen Venenthrombose ermöglichen könnte.

4.2.6 Differentialdiagnostische Abgrenzung von oberflächlicher Thrombophlebitis und Lymphangitis

Da Lymphgefäße parallel zu den oberflächlichen Venen verlaufen, kann es Schwierigkeiten bereiten, Entzündungen dieser Systeme voneinander abzugrenzen. Wenn die oberflächliche Vene sich bei der USD-Untersuchung als thrombosiert erweist, handelt es sich um eine Thrombophlebitis. Zeigt sich in der Vene im Entzündungsgebiet Blutströmung, ist eine Lymphangitis wahrscheinlich.

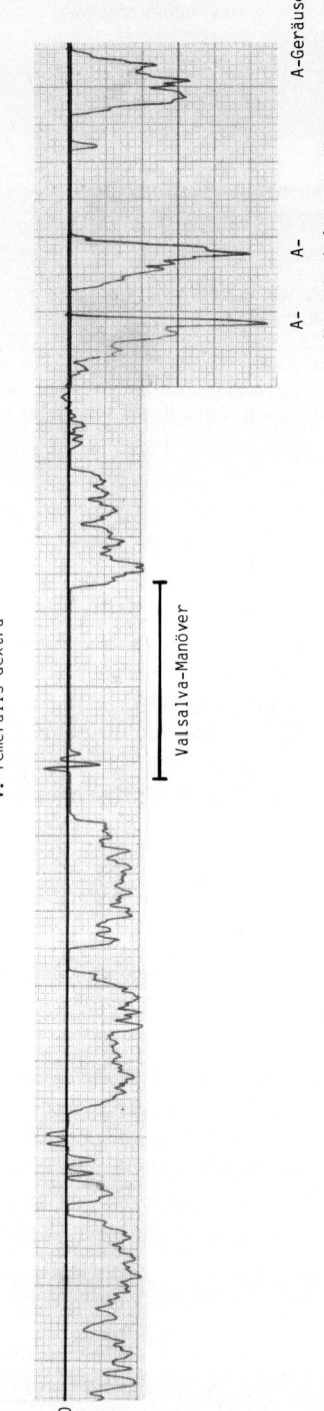

Abb. 67. S. W., ♀, 56 J. Zustand nach Bein-Beckenvenenthrombose rechts mit *Thrombektomie* vor 1 Jahr: völlig normale venöse Hämodynamik

5 USD-Untersuchung bei Vitien

Bei bestimmten Vitien liefert die USD-Untersuchung wertvolle qualitative und quantitative Aussagen in Ergänzung zu den „klassischen" kardiologischen Untersuchungsmethoden. Gar nicht so selten wird bei der Untersuchung der hirnversorgenden Arterien eine bislang unbekannte Aorteninsuffizienz entdeckt. Auch aus diesem Grunde ist eine routinemäßige Mitbeschallung der A. subclavia bei der Untersuchung der hirnversorgenden Arterien wichtig; denn eine Aorteninsuffizienz, die man dabei erkennen könnte, kann das HTG der A. carotis communis erheblich verändern (s. u., Abb. 68b, c).

5.1 Aorteninsuffizienz

Bei der Aorteninsuffizienz läßt sich die diastolische Rezirkulation in den herznahen Arterien, besonders in der A. subclavia/axillaris (Vorsicht: häufig venöse Überlagerung), evtl. auch in der A. carotis communis, sicher nachweisen und quantitativ grob abschätzen (Abb. 68). Besonders gut geeignet sind für diese Untersuchung die modernen Geräte mit Outphaser-Technik mit der Möglichkeit zur simultanen Registrierung der Summenkurve und des instanten Rückflusses (s. Abb. 5). Je höhergradig die Aorteninsuffizienz ist, desto herzferner läßt sich noch eine pathologische Rezirkulation nachweisen (Abb. 68).

5.2 Idiopathische hypertrophische Subaortenstenose

Bei der idiopathischen hypertrophischen Subaortenstenose im Rahmen der hypertrophischen obstruktiven Kardiomyopathie findet sich eine charakteristische Doppelgipfligkeit des HTG der A. carotis communis durch die mittsystolische Strömungsunterbrechung durch Verengung der aortalen Ausflußbahn (mittsystolische Strömungsinzisur) (Abb. 69).

Eine sehr ausgeprägte mittsystolische Inzisur bzw. Strömungsverlangsamung bis zur Nullinie ist ein zuverlässiges Zeichen für einen meßbaren intraventrikulären Druckgradienten, also für eine hochgradige Einengung der aortalen Ausflußbahn. Wenn ein meßbarer Druckgradient auftritt, führt dies in der A. subclavia zu einer mittsystolischen Strömungsumkehr.

5.3 Aortenisthmusstenose

Bei der Aortenisthmusstenose finden sich neben den Druckunterschieden zwischen Arm und Bein die typischen stenosebedingten Veränderungen des HTG der A. femoralis beidseits (s. 3.3.2.1, vgl. Abb. 16 e–g).

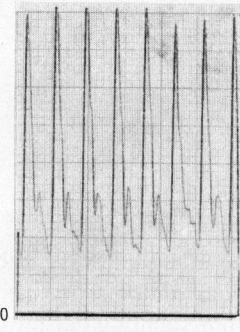

A. carotis communis

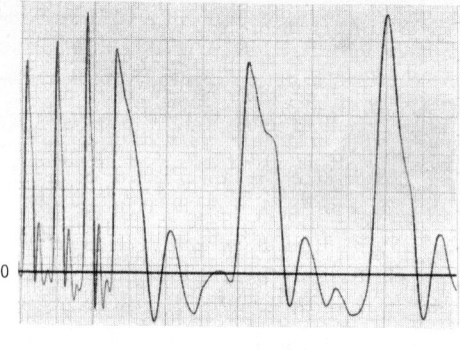

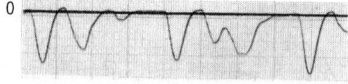

Instanter
Rückfluß

A. subclavia

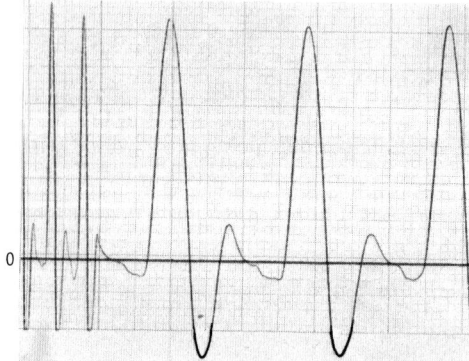

A. femoralis

Abb. 68. a G. R., ♂, 48 J. In den letzten 4 Jahren fünfmal Schwindelattacke mit anschließender Bewußtlosigkeit. Schon länger Pulsarrhythmie. USD-Untersuchung: Zeichen einer geringgradigen Aorteninsuffizienz

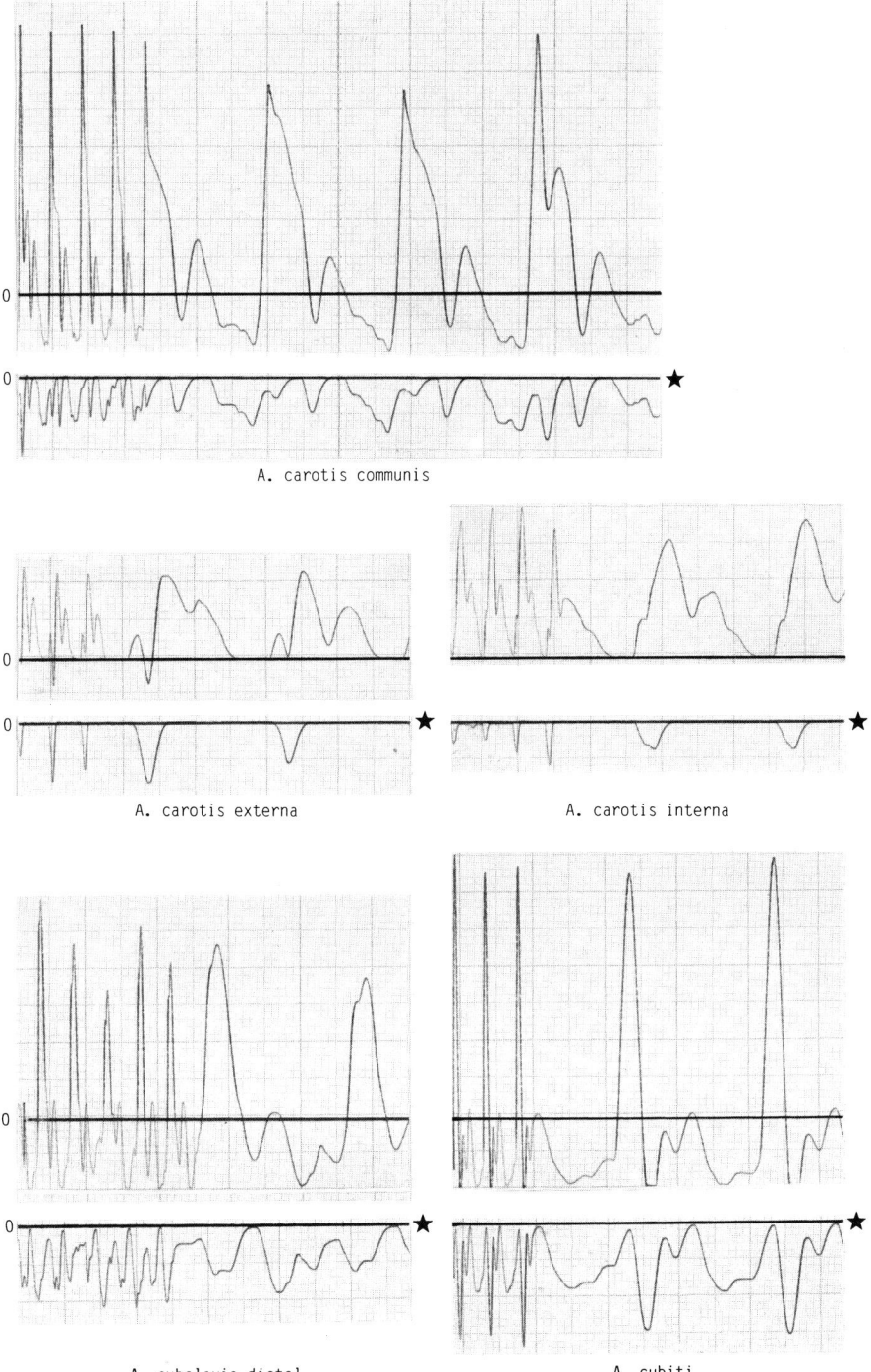

A. carotis communis

A. carotis externa

A. carotis interna

A. subclavia distal

A. cubiti

Abb. 68. b S. H., ♂, 31 J. Ausgeprägte Aorteninsuffizienz. * = Die unteren Kurven zeigen den instanten Rückfluß

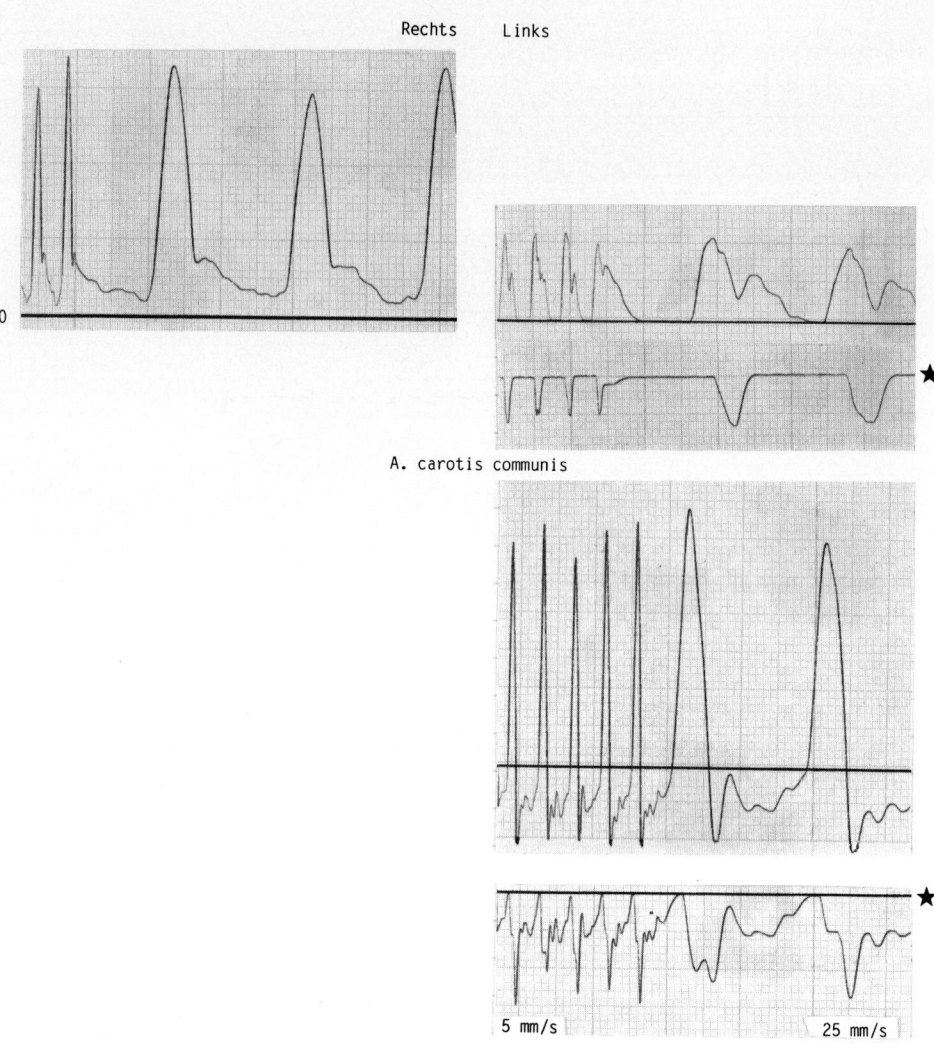

Abb. 68. c F.J., ♂, 67 J. Vor 5 Jahren Aortenklappenersatz; vor 5 Wochen Parästhesien in der rechten Hand und Synkope. USD-Untersuchung: Verschluß der A.carotis interna sinistra ab Abgang und Aorteninsuffizienz. * = Die unteren Kurven zeigen den instanten Rückfluß

5.4 Weitere Untersuchungsmöglichkeiten

Auch *periphere arteriovenöse Kurzschlüsse* führen zu HTG-Veränderungen wie bei Weitstellung der Gefäßperipherie (s. 3.3.2.1) und zu typischen Veränderungen des Signals der ableitenden Venen (Kap. 6, Abb. 74, 75).

Bei *Trikuspidalvitien* lassen sich Veränderungen des Strömungsprofils der V. jugularis nachweisen.

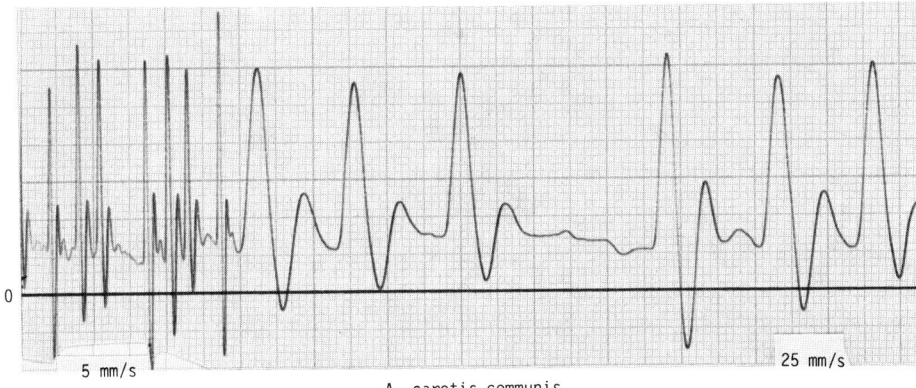

A. carotis communis

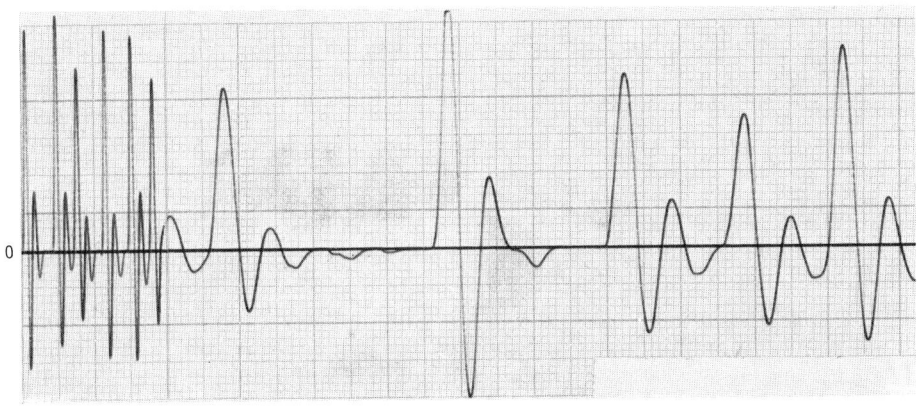

A. subclavia dextra (infraklavikulär)

Abb. 69. R. H., ♂, 40 J. Hypertrophische obstruktive Kardiomyopathie (Zustand nach Lungenödem) mit mittsystolischer Strömungsinzisur bei hypertrophischer Subaortenstenose

Ein weiterreichender Einsatz der USD-Methode in der kardiologischen Diagnostik bedarf spezieller einschlägiger Erfahrung; außerdem ist immer eine Ergänzung durch die modernen kardiologischen Untersuchungsverfahren, wie die Echokardiographie, erforderlich. Der Einsatz der USD-Technik für die Kardiologie wird sicherlich noch Erweiterungen erfahren, die an kardiologischen Zentren zu erarbeiten sind (so kann z. B. durch Kombination der Echokardiographie mit gepulstem Ultraschall mit Bestimmung der Doppler-Frequenzverschiebung *(Doppler-Echokardiographie)* eine Mitralinsuffizienz ausreichend empfindlich und sehr spezifisch diagnostiziert und bezüglich des Schweregrades abgeschätzt werden).

6 Spezielle Anwendungen der USD-Methode

Speziell die direktionalen USD-Geräte eröffnen über das Beschriebene hinaus ein eindrucksvolles Repertoire an diagnostischen Möglichkeiten in der gesamten Angiologie. Dazu gehört zum Beispiel:
- Exakte systolische Blutdruckmessung bei Patienten im Schock und in der Pädiatrie. Dabei ist der diastolische Wert durch Auftreten eines diastolischen Flusses abschätzbar (Abb. 70).
- Lokalisierung nicht tastbarer Gefäße zum Zwecke der Punktion, z. B. auch in der Notfallmedizin zur Schaffung eines zentralvenösen Zuganges (evtl. A-Geräusche ausnützen).
- Hilfsmethode zum Nachweis der ausgefallenen Blutzirkulation als einfach feststellbares Todeszeichen; dabei auch Beschallung der A. carotis interna und A. vertebralis.

Der Hirntod tritt bereits vor dem völligen Sistieren der zerebralen Zirkulation ein; wenn die zerebrale Sauerstoffaufnahme etwa auf ⅓ vermindert ist, liegt praktisch schon Hirntod vor. Bei *Hirntod* findet sich oft typischerweise eine Pendelströmung mit kleiner Strömungsgeschwindigkeit in der A. carotis interna („Blubb-blubb-Geräusch") (Abb. 71). Die A. carotis communis bekommt ein USD-Profil ähnlich dem der A. subclavia bzw. entsprechend dem der A. carotis externa. Die A. vertebralis zeigt ebenfalls oft Pendelströmung. Die Beschallung der A. supratrochlearis ist bei dieser Fragestellung völlig unzuverlässig. Bei Verdacht auf „klinischen Hirntod" ist die USD-Untersuchung eine *Hilfsmethode* zum Nachweis des Fehlens einer biologisch relevanten Restdurchblutung; damit kann die Festlegung des Angiographiezeitpunkts zum Nachweis der intrazerebralen Stase optimiert werden.

- Abgrenzung eines primären M. Raynaud vom sekundären Raynaud-Syndrom einschließlich der differentialdiagnostischen Abklärung der „Fingerapoplexie" (Marshall, 1982 a) (Abb. 72) und Untersuchung auf vibrationsbedingte Fingerdurchblutungsstörungen (reversible Angiospasmen der Fingerarterien – Berufskrankheit) und des Hypothenar-Hammer-Syndroms.
- Entscheidende Untersuchung beim akuten und subakuten akralen Ischämiesyndrom zur Vermeidung einer Angiographie, da bei organischen Ischämiesyndromen oft die sofortige Lysebehandlung die Therapie der Wahl ist.
- Überprüfung der Versorgung des Hohlhandbogens durch Kompression von A. radialis und A. ulnaris mit Registrierung eines ggf. kompensatorischen Anstiegs der Flußgeschwindigkeit in der nicht komprimierten Arterie (bei Patienten mit M. Raynaud häufig schlechte ulnare Versorgung des Hohlhandbogens) (Abb. 72b). Damit auch Feststellung der Kollateralzirkulation bei Verschlüssen einzelner Unterarmarterien möglich (Abb. 18).

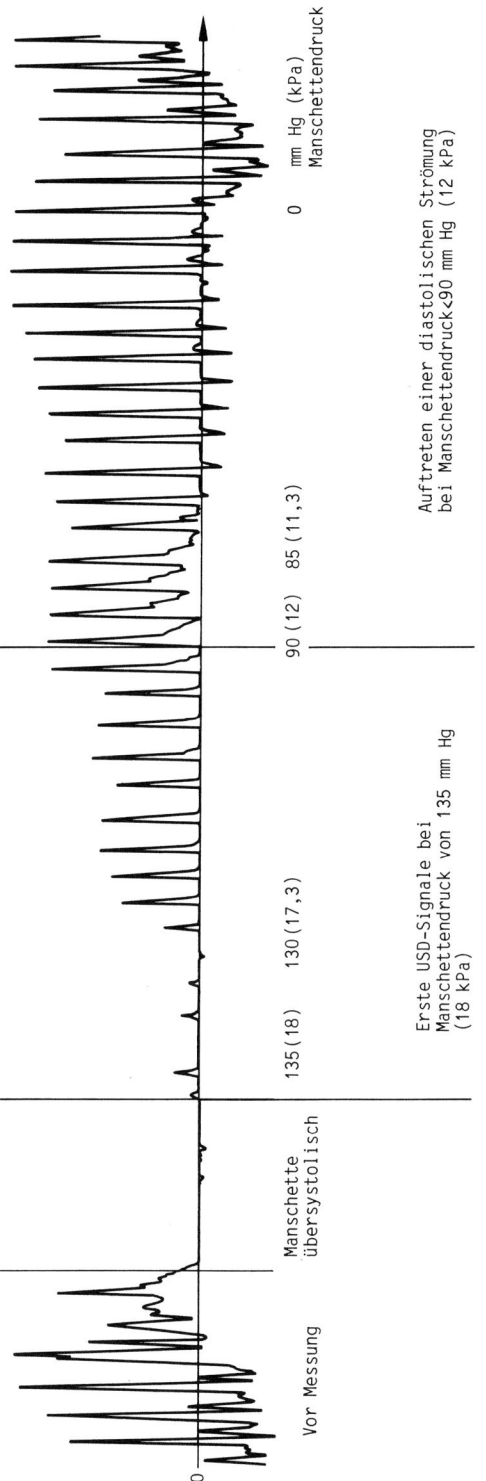

Abb. 70. M. M., ♀, 20 J. Systolische und diastolische Blutdruckmessung mit Ultraschall-Doppler an der A. cubiti. RR: 135/85 mmHg (18/11,3 kPa)

- Nachweis von Gefäßverschlüssen bei immunologisch-entzündlichen Gefäß-erkrankungen (M. Horton; Polymyalgia rheumatica bzw. arteriitica u.a.) (Abb. 16h). Bei der Arteriitis temporalis Horton (Arteriitis gigantocellularis) können damit Verschlüsse von Externa-Ästen lokalisiert und damit Probe-biopsien optimal gezielt durchgeführt werden. Auch kann vor der Biopsie ausgeschlossen werden, daß die A. carotis externa wichtige Kollateralfunk-tionen für ein Interna-Strombahnhindernis übernommen hat!
- Nachweis einer unterbrochenen Hodendurchblutung bei Strangulation der A. spermatica.
- Nachweis einer Hyperzirkulation bei Hyperthyrose (Abb. 73) und beim hy-perkinetischen Herzsyndrom.
- Nachweis einer arteriellen Hyperzirkulation und einer beschleunigten Strö-mung in den ableitenden Venen ggf. mit übergeleiteten arteriellen Pulsatio-nen bei arterio-venösen Fisteln, z. B. beim Parkes-Weber-Syndrom (Abb. 74); Überprüfung von Cimino-Fisteln (Abb. 75).
- Mitunter auch Nachweis einer lokalen Hyperzirkulation bei gefäßreichen Geschwülsten (z. B. bei intrazerebralen Tumoren!).
- In Einzelfällen Indikationsstellung zur Operation bei Karotisstenosen nur aufgrund der USD-Untersuchung (Reimer et al., 1980); aber nur, wenn der Befund eindeutig und das Angiographierisiko sehr hoch ist.
- Intraoperative Erfolgskontrolle gefäßchirurgischer Maßnahmen und post-operative Überwachungsuntersuchungen (s. auch Abb. 67); auch nach extra-intrakranieller Bypassoperation (Abb. 40).
- In Einzelfällen Indikationsstellung zur Thrombolyse oder -ektomie bei tiefer Bein-Becken-Venenthrombose nur aufgrund der USD-Untersuchung. Die-ses Vorgehen ist zwar sehr umstritten, aber bei hohem Phlebographierisiko (Kontrastmittelallergie) und weitgehend eindeutigem USD-Befund – v. a. im Sinne einer isolierten Beckenvenenthrombose – und kongruentem klinischen Befund mit der Möglichkeit zur Festlegung des Thrombosezeitpunkts sicher-lich diskussionswürdig.

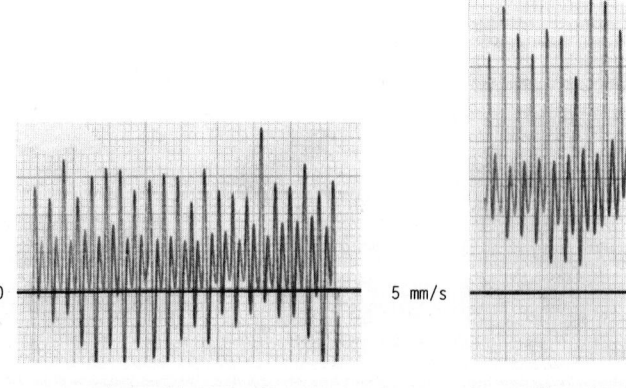

0   5 mm/s

A. carotis communis   A. carotis externa

Abb. 71. S. A., ♂, 35 J. Angiographisch gesicherter Hirntod

– Als ganz spezielle Indikation Nachweis von Gasblasen bei der Dekompressionskrankheit in peripheren Venen (V. femoralis) und gegebenenfalls in der A. carotis oder – mit speziellen USD-Transducern – präkordial.

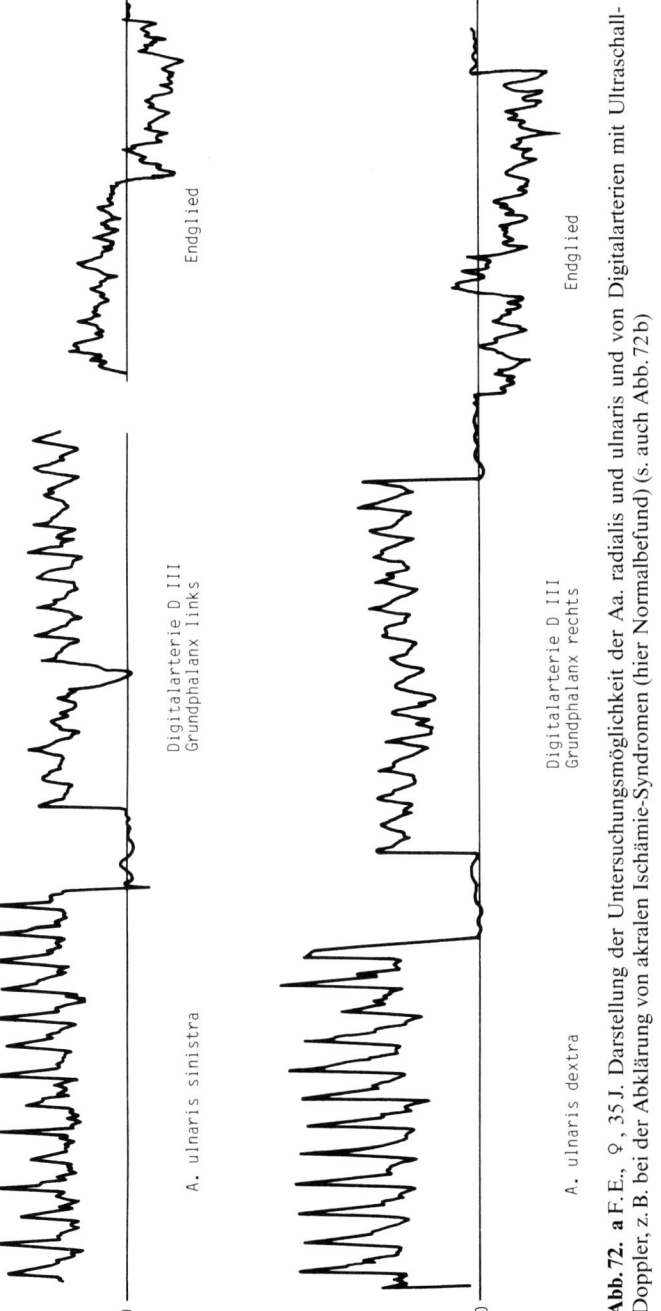

Abb. 72. a F. E., ♀, 35 J. Darstellung der Untersuchungsmöglichkeit der Aa. radialis und ulnaris und von Digitalarterien mit Ultraschall-Doppler, z. B. bei der Abklärung von akralen Ischämie-Syndromen (hier Normalbefund) (s. auch Abb. 72b)

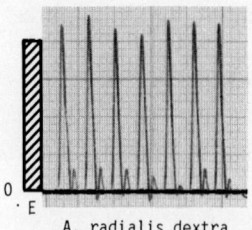

A. radialis dextra

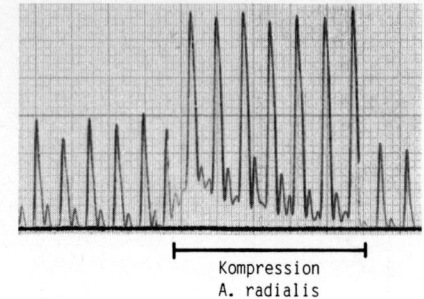

Kompression
A. radialis

A. ulnaris dextra

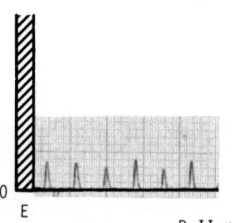
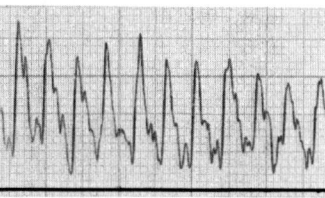

D II rechts (Grundglied)

vor   nach warmem Handbad

Abb. 72. b G. F., ♀, 33 J. Krankenschwester; seit 20 Jahren kälteabhängig typische Raynaud-Anfälle an beiden Händen (positive F. A.: Vater und 5 Geschwister haben Raynaud-Anfälle)

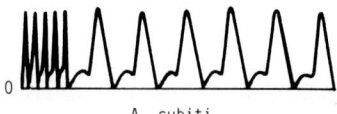

A. cubiti

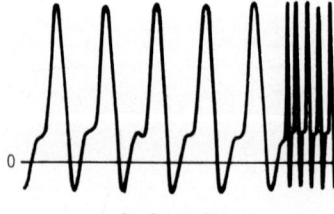

A. femoralis

Abb. 73. S. H., ♀, 59 J. Hyperzirkulation bei
Hyperthyrose

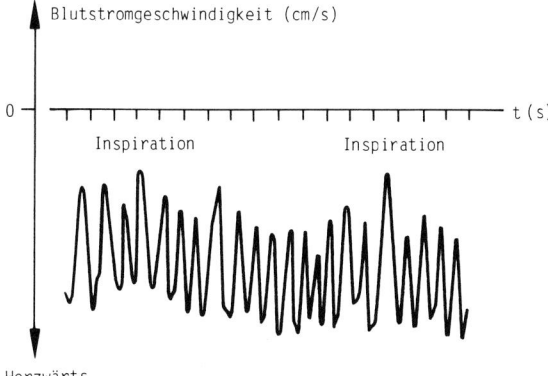

Abb. 74. Blutströmung in der V. femoralis sinistra eines 7jährigen Schülers mit ausgeprägtem Parkes-Weber-Syndrom am gesamten linken Bein (Originalaufzeichnung). Überleitung der arteriellen Pulsationen (Tachykardie) durch die multiplen arteriovenösen Kurzschlüsse, die sich den stark gedämpften atemabhängigen Schwankungen überlagern; dreifache Strömungsbeschleunigung gegenüber der Gegenseite

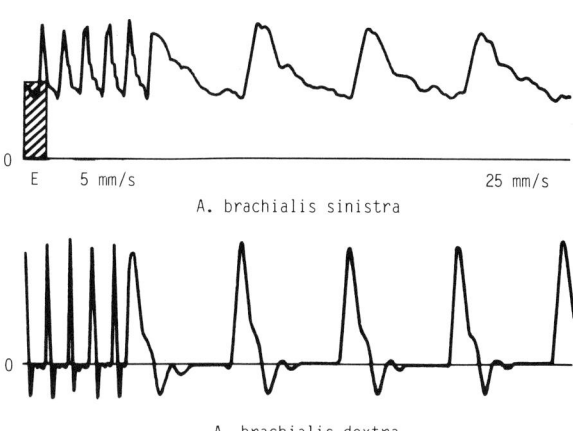

Abb. 75. G. R., ♂, 62 J. Seit 4 Jahren Cimino-Fistel am linken Arm

7 Gefährdung durch die Ultraschall-Doppler-Untersuchung?

Ultraschall-Bioeffekte (z. B. Gewebserwärmung, Kavitation) sind u. a. abhängig von der Einwirkungsdauer und der Intensität des Ultraschalls.

Im Bereich kleiner Gasblasen in Microporefilter im plättchenreichen Plasma konnten mit diagnostischem Ultraschall in vitro Thrombozytenaggregate erzeugt werden (Miller et al., 1979).

Eigene In-vitro-Untersuchungen an Zitratblut von 8 gesunden Versuchspersonen erbrachten nach 10minütiger Dauerbeschallung mit einer handelsüblichen USD-Sonde (8 MHz) keinerlei Veränderungen von Kalium und LDH im Plasma; das Kalzium im Plasma war nach der Beschallung gering um 7% ($p < 0,05$) angestiegen. Die Plättchenaggregationsneigung (PAT I nach Breddin) stieg bei 4 Untersuchungen an (im Mittel um ca. 1,5 Stufen), während sie bei den übrigen Versuchsansätzen nicht anstieg; der mittlere Anstieg aller Untersuchungen (etwa ½ Stufe) war nicht signifikant ($p > 0,05$); außerdem war der Anstieg bei den betroffenen Versuchspersonen nicht zuverlässig reproduzierbar.

Eine Arbeitsgruppe konnte in In-vitro-Ansätzen mit US-Frequenzen, wie sie bei der Sonographie (um 3 MHz) verwendet werden, genetische Schäden erzeugen (Liebeskind et al., 1979a, 1979b).

All diese Untersuchungen sind aber In-vivo-Verhältnissen nicht vergleichbar. Bei der diagnostischen Anwendung von Ultraschall beim Menschen konnten bisher *keinerlei* Schäden beobachtet werden, auch keine genetischen.

Bei der USD-Methode ist die Einwirkungsdauer, Intensität und Eindringtiefe des Ultraschalls so gering, daß eine Gefährdung ausgeschlossen werden kann, auch wenn man berücksichtigt, daß im Gegensatz zum gepulsten Ultraschall eine kontinuierliche Beschallung stattfindet. Man liegt bei der USD-Untersuchung immer in der „Zone minimaler Gefährdung" gemäß den Ultraschall-Dosis-Grenzwerten nach Ulrich und Wells (1974), wenn auch bezüglich der Ultraschallintensität bei den verschiedenen im Handel befindlichen Geräten gewisse Unterschiede bestehen.

8 Moderne Weiterentwicklungen in der angiologischen Ultraschall-Diagnostik

Diese Entwicklungen betreffen vor allem die

- Spektrumanalyse (Frequenzanalyse),
- bildgebenden Ultraschall- und USD-Verfahren,
- mehrkanaligen gepulsten Doppler-Systeme,
- quantitativen Blutflußmeßverfahren mit Ultraschall,
- kombinierten Verfahren (Ultraschall-duplex-scanning) (ausführliche Darstellung bei Thiele u. Marshall, 1983).

8.1 Spektrumanalyse (Frequenzanalyse)

Durch die Reibung an der Gefäßwand und die innere Reibung des Blutes kommt es über den Gefäßquerschnitt zu unterschiedlichen Blutströmungsgeschwindigkeiten (paraboloides Strömungsprofil) (Abb. 3). Diese Geschwindigkeitsunterschiede werden durch Gefäßwandveränderungen wie Plaques, Stenosen oder Ulzerationen, die zu Turbulenzen bis hin zu Rückflußanteilen führen können, verstärkt. Je mehr das Flußmuster vom physiologischen, mehr oder weniger parabol konfigurierten Strömungsprofil abweicht, d.h., je mehr Turbulenzen auftreten, um so mehr unterschiedliche Geschwindigkeiten sind über dem Gefäßquerschnitt repräsentiert, desto breiter wird das USD-Frequenzspektrum, das mit entsprechenden Geräten registriert werden kann (Abb. 76).

Das cw-Doppler-System gibt nur eine, die über den Gefäßquerschnitt gemittelte Geschwindigkeit an (s. 2.3). Die damit zu erhebenden pathologischen Befunde setzen eine hämodynamisch relevante Störung des Blutflusses voraus. Mit der Spektrumanalyse lassen sich hämodynamische Veränderungen erkennen, bevor sie eine durchblutungsmindernde Wirkung haben. So ist nach den bisherigen Erfahrungen die Spektrumanalyse bei Stenosegraden unter 60% dem cw-Doppler überlegen.

8.2 Morphologische und quantitative Untersuchungen des Kreislaufsystems mittels Ultraschall und Ultraschall-Doppler

Die rein funktionelle Analyse der Hämodynamik in einem Gefäß mittels USD kann, so unbestreitbar hochwertig sie auch ist, nicht in jedem Fall die exakte morphologische Gefäßdarstellung ersetzen, wie sie mit der invasiven Röntgenkontrastabbildung erreicht wird. In letzter Zeit sind allerdings auch nichtinvasiv morphologisch-anatomische Gefäßabbildungen mit Ultraschall, auch unter

Ausnützung des Doppler-Effekts, möglich (Hokanson et al., 1971; Thomas et al., 1974).

8.2.1 Impuls-Echo-Verfahren

Das Interesse hierbei konzentriert sich ganz vorwiegend auf die A. carotis communis mit der Carotis-Gabel. Mit modernen, hochauflösenden Sonographiegeräten mit vielen Grauabstufungen gelingt es mit geeigneten Schallköpfen nach dem Impuls-Echo-Verfahren, die A. carotis communis mit Interna und Externa darzustellen sowie Verkalkungen, arteriosklerotische Plaques und Stenosierungen nachzuweisen (Abb. 79).

8.2.2 Zweidimensionales USD-System

Ein zweidimensionales USD-System besteht im wesentlichen aus 3 Bestandteilen: dem Doppler-Schallkopf, einem Arm, der die Position im Raum genau registriert und einer Speicherröhre (Abb. 77). Mit Hilfe des Positionsarmes wird die Doppler-Sonde in einer Ebene über das zu untersuchende Gefäß geführt. Jeweils dort, wo Blut strömt, kommt es zu einer Doppler-Frequenzverschiebung, und dieses Signal wird an entsprechender Stelle auf der Speicherröhre als Bildpunkt wiedergegeben. Wo kein Blut strömt, kann keine Doppler-Frequenzverschiebung registriert werden. Auf diese Weise wird allmählich aus den Doppler-Signalen ein zweidimensionales Bild aufgebaut, das den Verlauf und die innere Form des untersuchten Gefäßes zeigt.

Werden derartige Doppler-Abbildungen, z.B. der A. carotis, mit Röntgenkontrastangiographien verglichen, besteht bezüglich der technischen Abbildung eine Übereinstimmung von 75%. Das Ausmaß von Stenosen wird nur mit

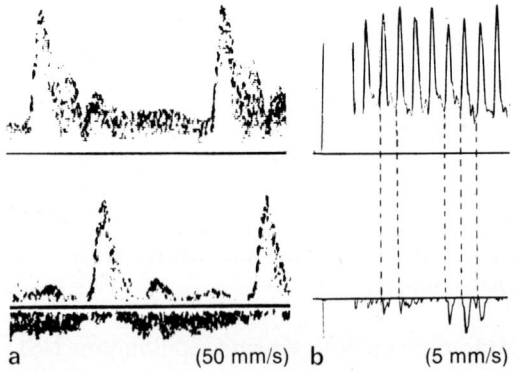

a   (50 mm/s)   b   (5 mm/s)

Abb. 76a, b. Frequenzspektrumanalyse. **a** *Oben:* Normalbefund (A. carotis communis); *unten:* turbulente Strömung mit erheblichen Rückflußanteilen. **b** *Oben:* Hämotachygramm (integrierte Summenkurve) der A. carotis communis mit cw-Doppler distal einer mäßiggradigen Abgangsstenose (♀, 72 J.); *unten:* systolische Rückflußanteile (Turbulenzen) mit Outphaser-Technik aufgezeichnet

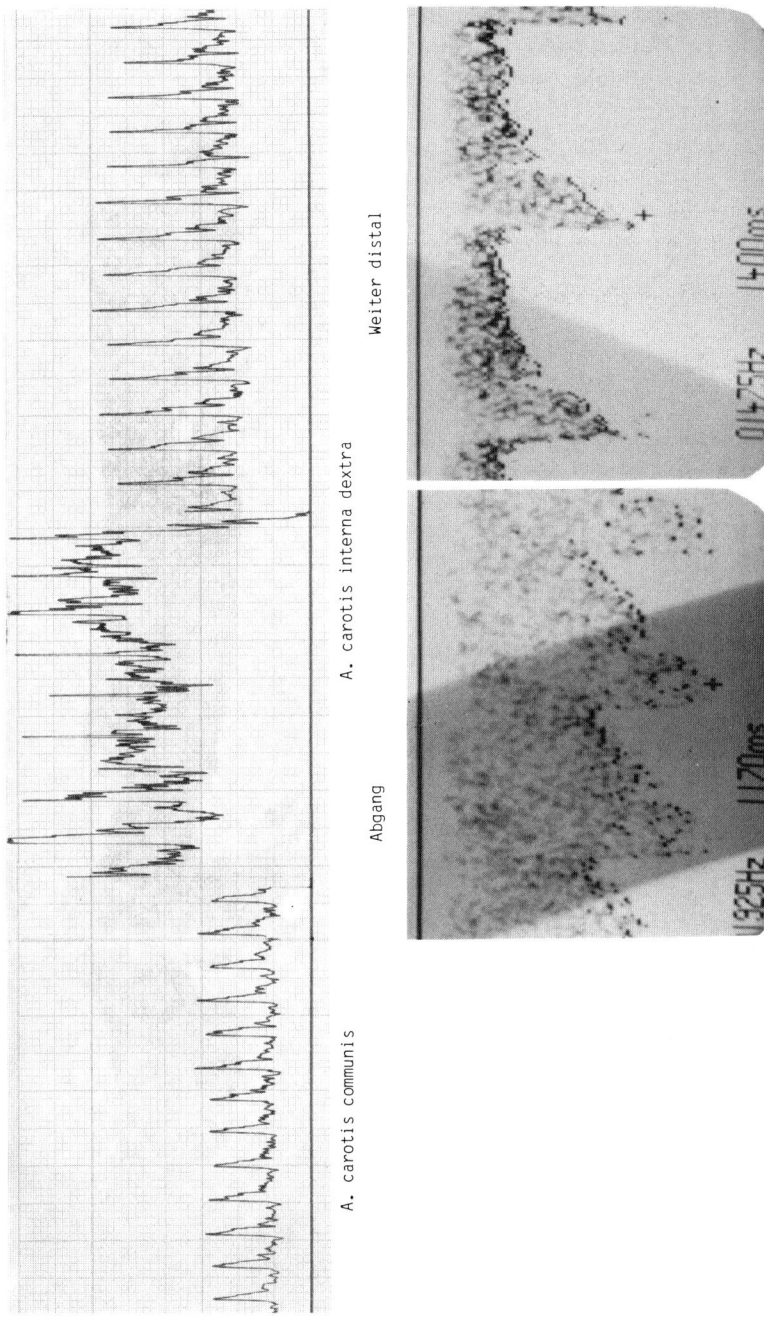

Abb. 76. c L. H., ♂, 68 J. Mittelgradige (50–60%) Carotis-interna-Abgangsstenose rechts. *Oben:* Hämotachygramm; *unten:* jeweils zugehörige Frequenzspektrumanalyse

einer Übereinstimmung von 25% beurteilt (Lye, 1978). Wenn Verkalkungen in der Gefäßwand die Transmission der Ultraschallwellen verhindern, können bei der Doppler-Gefäßabbildung Stenosen vorgetäuscht werden.

Die weiterführenden Ultraschall-Verfahren für die angiologische Diagnostik befinden sich in rascher Entwicklung. Neben den bildgebenden Verfahren richten sich die Ansätze zunehmend auf Versuche, Stromzeitvolumina und Flußgeschwindigkeiten zuverlässig *quantitativ* in bestimmten Gefäßabschnitten zu erfassen. Die aktuellen Entwicklungen betreffen hier vor allem mehrkanalige gepulste Doppler-Systeme und quantitative Blutflußmeßverfahren.

8.2.3 Mehrkanalige gepulste Doppler-Systeme

Ultraschall-Impulse werden in regelmäßigem Takt (gepulst) ins Gewebe ausgesendet. Bei Auftreffen des Schalls auf bewegte Blutkörperchen wird ein Teil der Schallenergie frequenzverschoben reflektiert. Zwischen den Impulsaussendungen wird der Ultraschalltransducer auf Empfang geschaltet. Da die Schallausbreitungsgeschwindigkeit im Gewebe konstant ist, kann aus den unterschiedli-

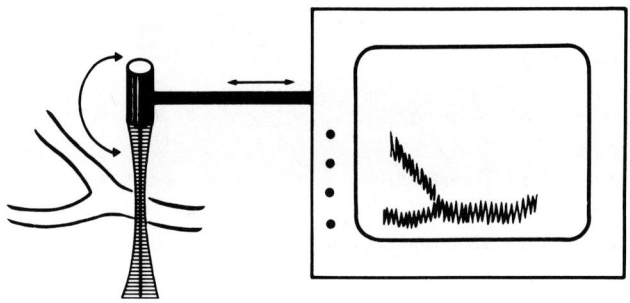

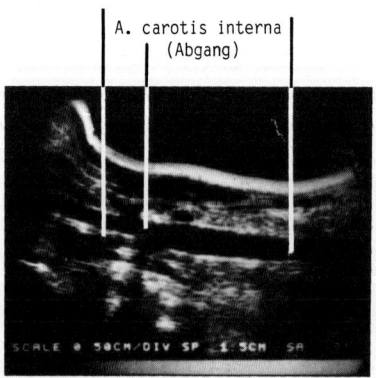

Abb. 77. Darstellung der A. carotis communis mit Bifurkation mit dem langsamen B-Bild-Verfahren (Compound-contact-Verfahren). *Oben:* Schema, *unten:* Originalbild

chen Rücklaufzeiten auf den Abstand des Schallkopfs vom jeweiligen Ort der Frequenzverschiebung geschlossen werden. Dieser Ort wird als „Doppler-Probenvolumen" (sample volume) bezeichnet. Die unterschiedlichen Rücklaufzeiten werden je nach Anzahl der Kanäle als parallele wellenförmige Kurven auf einem Monitor bzw. Schreiber wiedergegeben. Diese zeigen Flußasymmetrien, Turbulenzen und Rückflußanteile an. Bei bekanntem Schallstrahlwinkel zur Gefäßlängsachse kann die durchschnittliche Strömungsgeschwindigkeit errechnet werden und unter der Prämisse eines kreisförmigen Gefäßquerschnitts auch das Stromzeitvolumen.

8.2.4 Ultraschall-duplex-scanning

Bei dem Duplexverfahren handelt es sich um die Kombination von B-mode-Sonographie mit Spektrumanalyse oder gepulstem Doppler. Dieses System kombiniert die Vorteile und Möglichkeiten der Einzelverfahren und ermöglicht neben der bildlichen Darstellung eine quantitative Doppler-Analyse. Diese Geräte sind sehr teuer und bereiten noch erhebliche Anwendungsprobleme. Dennoch handelt es sich für spezialisierte Zentren zweifellos um ein zukunftsträchtiges Verfahren.

8.2.5 Quantitative Blutflußmeßverfahren

Dazu gehören Verfahren wie MAVIS (mobile artery and vein imaging system), VFM (volume flow meter) und QMF-System (quantitative blood flow measurement system). Sie alle dienen der Quantifizierung von Stromzeitvolumina, wobei in der Regel der Durchmesser des Gefäßquerschnitts und die Flußgeschwindigkeit zur Berechnungsgrundlage gemacht werden (Abb. 78).

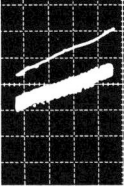

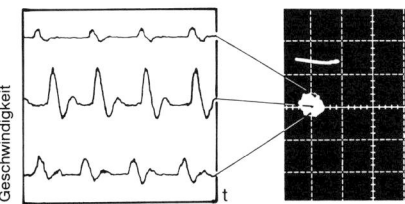

Abb. 78. Untersuchung mit dem MAVIS-Gerät. *Oben:* Längsschnitt durch die A. femoralis; *unten:* Querschnitt durch die A. femoralis mit Doppler-Geschwindigkeitskurven aus bestimmten Gefäßbereichen

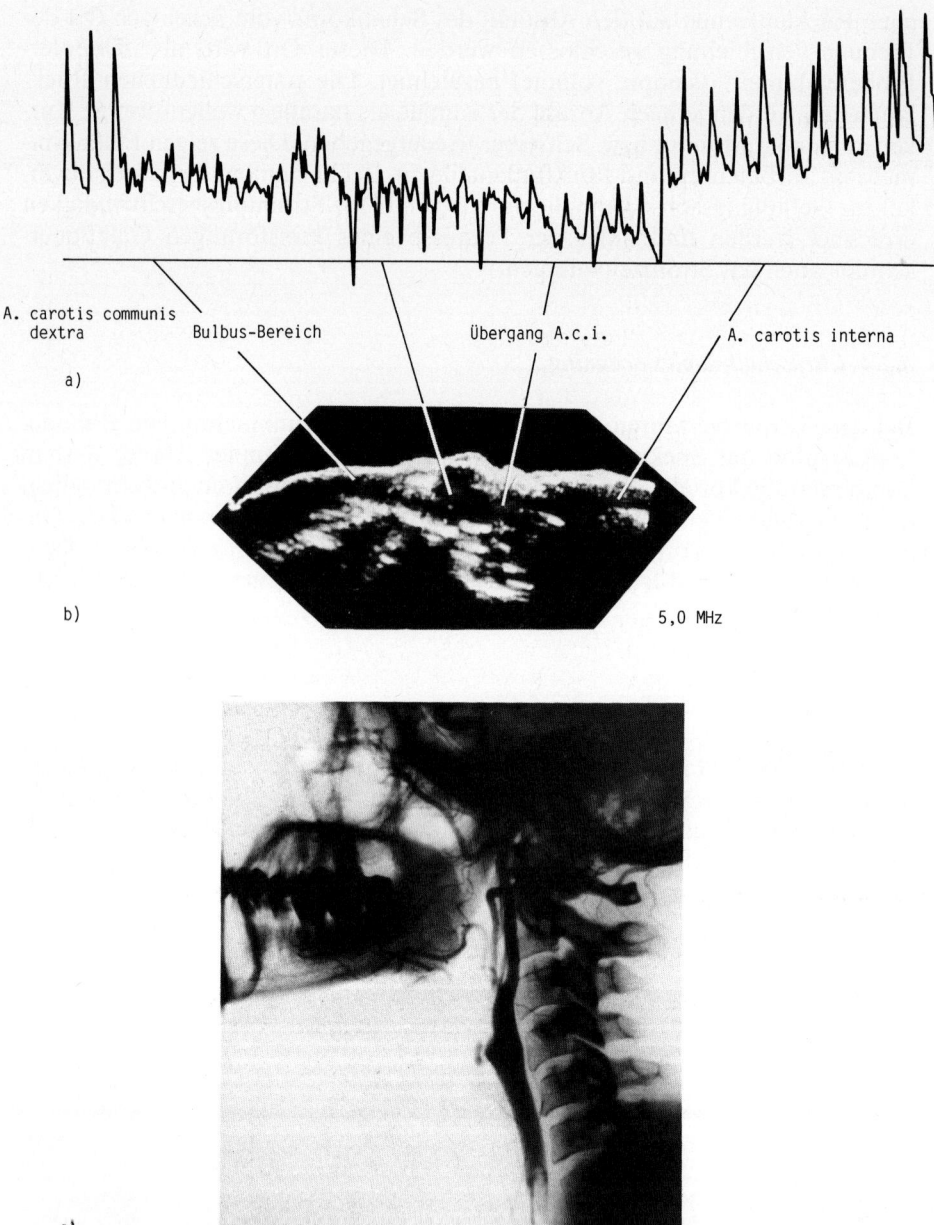

Abb. 79. S. L., ♀, 35 J. Moderne angiologische Stufendiagnostik bei einem Aneurysma im Bereich des Carotis-Bulbus und Carotis-interna-Abgangs rechts. **a** USD; **b** Sonographie (B-Bild); **c** selektive Angiographie präoperativ

8.3 Bewertung der modernen Weiterentwicklungen in der angiologischen Ultraschall-Diagnostik

Ein wesentliches Anliegen all dieser Verfahren ist, neben der Möglichkeit zur exakt quantitativen Analyse in der Kreislauffunktionsdiagnostik, die Erkennung und Beurteilung auch geringergradiger Stenosen speziell im Karotisstromgebiet zu verbessern. Ein Stenosegrad unter 40% ist mit USD allein nicht ausreichend zuverlässig zu erfassen; andererseits können derartige Stenosen, v.a. wenn sie Ulzerationen zeigen, mitunter Ursache transitorischer ischämischer Attacken sein („maligne Stenose"). So steigert die Kombination von USD mit Echtzeit-Echodarstellung (real-time echo scan) die diagnostische Treffsicherheit bei bis zu 40%igen Stenosen auf über 90%, bei 40–70%igen Stenosen auf nahezu 100%. Bei Normalbefund und über 70%igen Stenosen ist die Treffsicherheit der USD-Methode allein nicht mehr nachweisbar zu steigern.

Doch es muß bedacht werden, daß die USD-Methode mit Frequenzanalyse oder die Kombination von USD mit bildgebenden Verfahren und die quantitativen Blutflußmeßverfahren mit USD bei einem erheblichen Mehr an Kosten und Zeit die diagnostische Aussage der USD-Methode für die Routinediagnostik nur unwesentlich erweitern; am ehesten ist, wie gesagt, eine diagnostische Bereicherung bei geringergradigen Stenosen und manchen unsicheren Doppler-Befunden zu erwarten. Diese Verfahren können daher für die angiologische Primärdiagnostik in Praxis und Klinik die USD-Untersuchung, die ja je nach Untersuchung und Befund bereits recht zeitaufwendig sein kann, nicht ersetzen oder verdrängen; sie können an großen Spezialabteilungen bei einer kleinen Zahl diagnostischer Problemfälle die nichtinvasive angiologische Diagnostik ergänzen und wissenschaftlichen Fragestellungen dienen.

Die Überlegenheit der Sonographie zur Erkennung und Verlaufsbeobachtung von Bauchaortenaneurysmen (s. auch 3.3.2.2) und u.U. einer dilatierenden Arteriopathie und zum Nachweis von Gefäßwandzysten [zystische Gefäßwanddegeneration (Marshall, 1982)] und zur Abgrenzung von Baker-Zysten bleibt davon unberührt.

Eine moderne angiologische Stufendiagnostik in 3 Schritten ist in Abb. 79 am Beispiel eines Aneurysmas im Bereich der Carotis-Bifurkation aufgezeigt. Am Anfang der apparativen Diagnostik *muß* u.E. dabei heute die USD-Untersuchung stehen, während die Angiographie v.a. der Indikationsstellung oder Vorbereitung von risikoreichen therapeutischen Eingriffen vorbehalten bleibt.

9 Schlußbemerkung

Es war ein besonderes Anliegen dieser Ausführungen, stufenweise an die Erlernung der USD-Untersuchung in der Angiologie heranzuführen. Schon der Unerfahrene kann erste hochwertige diagnostische Informationen über die periphere arterielle Verschlußkrankheit gewinnen und sich Stufe für Stufe in die Feinheiten der USD-Diagnostik vorarbeiten. Auch sollte dargestellt werden, daß bereits mit den einfachen, billigen nichtdirektionalen USD-Geräten eine aussagekräftige angiologische Diagnostik betrieben werden kann, so daß diese Geräte in keiner internistischen und allgemeinmedizinischen Praxis mehr fehlen, aber v. a. auf jeder Klinikstation Selbstverständlichkeit sein sollten.

Daneben sollten auch die faszinierenden Möglichkeiten einer praxisorientierten Venendiagnostik mit USD jedem Arzt nahegebracht und ans Herz gelegt werden.

Die scheinbare Einfachheit und logische Durchschaubarkeit dieser Methodik darf aber andererseits nie zur kritiklosen Überbewertung führen. Eine fortgeschrittene Diagnostik bedarf ständiger Übung, Kontrolle und einer wachen Selbstkritik. Auch muß man sich immer bewußt sein, daß man es nicht etwa mit einem Druck- oder Volumenpuls sondern mit dem Geschwindigkeitsprofil der Blutströmung zu tun hat, und daß hohe Geschwindigkeit des Blutstroms keineswegs immer ein hohes Stromzeitvolumen bedeutet.

Zweifellos wird die Zukunft noch Verbesserungen und Erweiterungen der Möglichkeiten der USD-Untersuchung erbringen (s. Kap. 8). Auch eine verstärkte funktionelle Betrachtungsweise, wie sie in diesen Ausführungen versucht wurde, wird das diagnostische Repertoire erweitern. Aber bereits heute sind die Möglichkeiten so hochwertig und vielfältig bei optimaler Kosten-Nutzen-Relation, daß eine möglichst breite Anwendung dieser Methode anzustreben ist. Bei aller Berechtigung *ausreichend hoher* Anforderungen an eine entsprechende Fortbildung dürften die einschlägigen Vorschriften nicht durch Unsachlichkeit und Wirklichkeitsferne dazu führen, den angiologisch interessierten und engagierten Arzt vom Erlernen der USD-Methode abzuschrecken. Entscheidend ist vielmehr, optimale Weiterbildungsmöglichkeiten anzubieten. Am einschlägigen Interesse fehlt es nicht, wie die eigenen Erfahrungen mit der Durchführung von USD-Kursen seit Jahren lehren; dabei zeigte sich, daß die vorwiegenden Interessenten Internisten und Allgemeinmediziner waren, und daß das vorwiegende Interesse erfreulicherweise die Anwendung der USD-Methode für die *gesamte* angiologische Diagnostik betraf.

10 Anhang

Im folgenden findet sich ein Vorschlag zur Dokumentation des USD-Befundes auf einem Formblatt (Abb. 80), wobei selbstverständlich ein Formblatt mit bereits vorgegebenen Untersuchungsbefunden, die nur noch angestrichen werden müssen, beigefügt werden kann; weiterhin finden sich schematisierte Darstellungen einiger topographischer Regionen, die für die USD-Untersuchung besonders wichtig sind (Abb. 81) (Marshall, 1981).

Abb. 80: s. S. 117

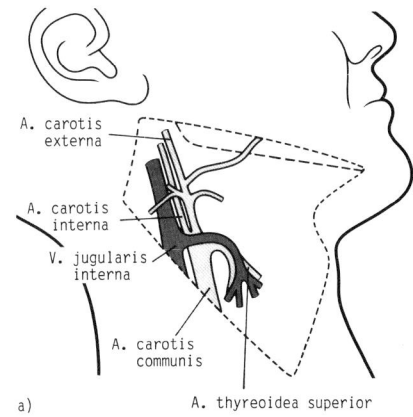

a)

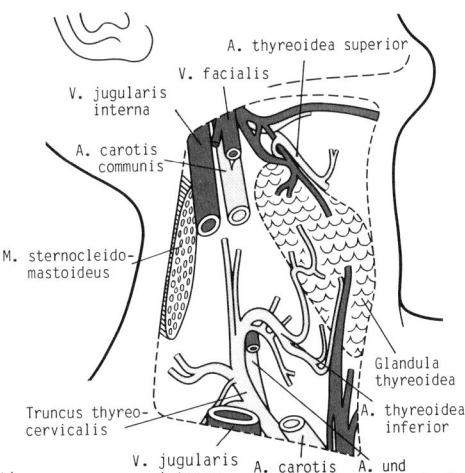

b)

Abb. 81. a–f. Für die USD-Untersuchung wichtige topographische Regionen
a Trigonum submandibulare
b Regio sternocleidomastoidea

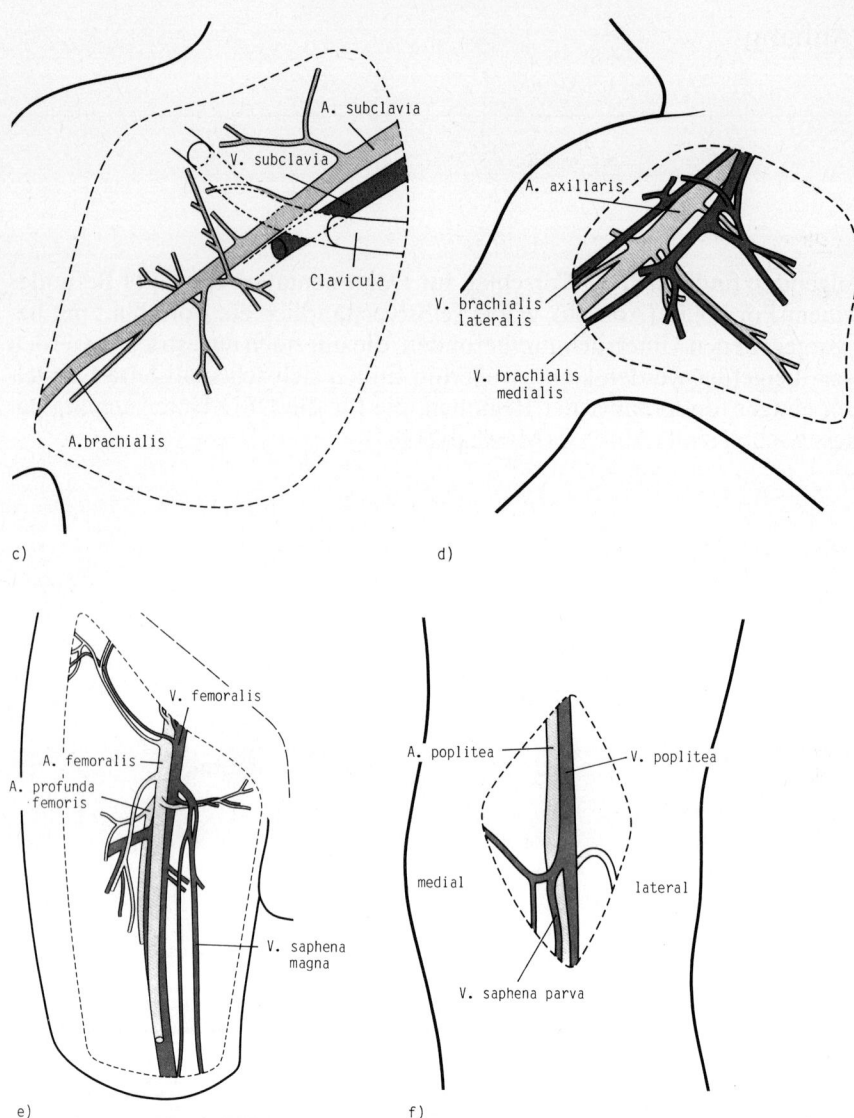

Abb. 81. c Klavikulabereich; **d** Achselhöhle; **e** Leistenregion; **f** Kniekehle

Prof. Dr. med. habil. M. Marshall
Institut und Poliklinik für Arbeitsmedizin

An ....

ULTRASCHALL-DOPPLER-UNTERSUCHUNG   am..........................

Betr.:
Fragestellung u. Anamnese:

Angiolog. Untersuchung: RR re.   li.

	Puls:		Geräusch:
A. carotis:			
A. temp. superfic.:			
A. subclavia:			
A. brachialis:	A. radialis:		A. ulnaris:
Aorta abdom.:			
A. femoralis:			
A. poplitea:			
A. tib. post.:	A. dors. pedis:		Herz:

Ultraschall-Doppler-Befund:
Arteriell: RR A. cubiti im Liegen / USD: Quotient:
– periphere Druckmessung A. tib. post.: re.   li.
                     A. dors. ped.:
– periphere Hämotachygramme qualitativ:

– *hirnversorgende Arterien:*
  indirekt-orbital: A. supratrochlearis:

  A. supraorbitalis:
  direkte Beschallung:
  A. carotis comm.:
          int.:
          ext.:
  A. vertebralis:
  A. subclavia:
Bemerkung:

Venös:	A-sounds	Valsalva-Tourniquet	S-sounds	Atem-abhängigkeit

– Leistenbeuge
– Kniekehle:
– V. tib. post.:
– Axilla:
  Bemerkung:

Spezielle Untersuchungen:

Bemerkung:

Abschließende Beurteilung, weiteres Vorgehen, berufliche Auswirkungen:
Gerät: Kurvendokumentation:
Beurteilung:

Abb. 80. Formblatt zur Dokumentation des USD-Befundes

11 Literatur

Franklin, DI, Schlegel W, Rushmer RF (1961) Blood flow measurement by Doppler frequency shift of backscattered ultrasound. Science 134: 564

Gosling RG, King DH (1973) Continous wave ultrasound as an alternative and complement to X-rays in vascular examinations. In: Renemann RR (ed) Cardiovascular applications of ultrasound. North-Holland, Amsterdam

Hokanson ED, Mozersky DJ, Sumner DS et al. (1971) Ultrasonic arteriography: a new approach to arterial visualisation. Biomed Eng 6: 420

Keller H, Baumgartner G, Regli F (1973) Carotisstenosen und -okklusionen. Diagnose durch perkutane Ultraschall-Doppler-Sonographie an der A.supraorbitalis oder A.supratrochlearis. Dtsch med Wochenschr 92: 1691

Liebeskind D, Bases R, Elequin F, Neubort S, Leifer R, Goldberg R, Koenigsberg M (1979a) Diagnostic ultrasound: effects on the DNA and growth patterns of animal cells. Radiology 131: 177

Liebeskind D, Bases R, Mendez F, Elequin F, Koenigsberg M (1979b) Sister chromatid exchanges in human lymphocytes after exposure to diagnostic ultrasound. Science 205: 1273

Lye CR (1978) Doppler-ultrasound in extracranial arterial occlusive disease. In: de Vlieger M, Holmes JH, Kazner E et al. (eds) Handbook of clinical ultrasound. J. Wiley&Sons, New York Toronto p 603

Marshall M (1981) Kurzes Lehrbuch und Atlas der Ultraschall-Doppler-Sonographie. Kranzbühler, Solingen

Marshall M (1983a) Angiologie. Springer, Berlin Heidelberg New York

Marshall M (1982b) Die Ultraschall-Doppler-Untersuchung bei Gefäßerkrankungen. In: Kremer H (Hrsg) Sonographische Diagnostik innerer Erkrankungen. Urban&Schwarzenberg, München

Miller DL, Nyborg WL, Whitcomb CC (1979) Platelet aggregation induced by ultrasound under specialized conditions in vitro. Science 205: 505

Reimer F, Wernheimer D, Lange J, Friedrich B, Maurer PC, Becker HM (1980) Die Ultraschall-Doppler-(USD-)Sonographie der A.carotis. Ein klinischer Erfahrungsbericht. Verh Dtsch Ges Inn Med 86: 1035

Satomura S, Kaneko Z (1960) Ultrasonic blood rheography. In: Proceedings of the 3rd. International Conference of Medical Electronics. London I.E.E., p 254

Shoop PM, Fronek A (1979) Quantitative transcutaneous arterial velocity measurements with Doppler flowmeters. Arch Surg 114: 922

Thiele C, Marshall M (1983) Wohin geht die Ultraschall-Diagnostik bei Erkrankungen der hirnversorgenden Arterien? Münch Med Wochenschr 125: 446

Thomas GB, Spencer MP, Jones TW et al (1974) Noninvasive carotid bifurcation mapping. Am J Surg 128: 168

Weiterführende Literatur

Bollinger A (1979) Funktionelle Angiologie. Thieme, Stuttgart

Kappert A (1981) Lehrbuch und Atlas der Angiologie. Huber, Bern

Marshall M (1983) Forum angiologicum – Gefäßsprechstunde. MMW Medizin Verlag, München

Reimer F (1981) Die Ultraschall-Doppler-Sonographie der supraaortalen Arterien. Verein zur Bekämpfung der Gefäßkrankheiten, Grebenhain

G. W. Kauffmann, W. S. Rau

Röntgenfibel

Praktische Anleitung für diagnostische Eingriffe in der Radiologie

1984. 50 Abbildungen. Etwa 250 Seiten
(Die Radiologische Klinik)
DM 68,–
ISBN 3-540-12586-8

Die **Röntgenfibel** bietet eine umfassende praktische Anleitung für alle Arbeitsgebiete der Röntgendiagnostik – von der Thoraxdurchleuchtung bis hin zu subtilen Kathetertechniken. Hauptthemen sind: Magen-Darm-Trakt, Urographie, Cholegraphie, gehaltene Aufnahmen, Arthrographie, Lymphographie, Bronchographie, alle Arten der Angiographie und perkutane Punktionen. Für jedes einzelne Untersuchungsverfahren werden apparative Voraussetzungen, erforderliche Instrumente und Medikamente, Vorbereitung durch die Assistentin, Anamnese und Aufklärungsgespräch, Indikationen und Kontraindikationen, typische Komplikationen, sowie alle Einzelheiten des Untersuchungsganges behandelt. Neben den Standardverfahren werden auch spezielle Unterschungstechniken beschrieben, die im Rahmen seltener Erkrankungen oder besonderer therapeutischer Fragestellungen erfoderlich werden. Die übersichtliche Gliederung und praxisnahe Darstellung machen dieses Buch zu einem hervorragenden Nachschlagewerk für die in der Röntgenabteilung tätigen Ärzte und MTA's.

Iatrogenic Thoracic Complications

Editor: **P. G. Herman**
1983. 256 figures. XIX, 243 pages
(Radiology of Iatrogenic Disorders)
Cloth DM 156,–
ISBN 3-540-90729-7

Radiological Functional Analysis of the Vascular System

Contrast Media – Methods – Results

Editor: **F. H. W. Heuck**
1983. 195 figures. XIV, 296 pages
Cloth DM 115,–
ISBN 3-540-12185-4

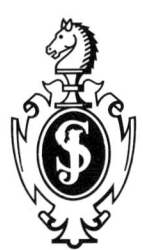

Springer-Verlag
Berlin
Heideberg
New York
Tokyo

H. Lutz, R. Meudt

Ultraschallfibel

1981. 121 Abbildungen, 16 Tabellen. IX, 144 Seiten
DM 58,-. ISBN 3-540-10165-9

H. Bartels

Uro-Sonographie

Ein Leitfaden für die praktische Anwendung
Mit einem Geleitwort von K. F. Albrecht
1981. 102 Abbildungen in 289 Teilfiguren. XV, 154 Seiten
Gebunden DM 88,-. ISBN 3-540-10126-8

Morphologische Abdominaldiagnostik im Kindesalter

Sonographie, Röntgen, Nuklearmedizin, Computertomographie
Herausgeber: **D. Weitzel, J. Tröger**
Unter Mitarbeit zahlreicher Fachwissenschaftler
1982. 138 Abbildungen. X, 206 Seiten
DM 88,-. ISBN 3-540-11100-X

Renal Sonography

By **F. S. Weill, E. Bihr, P. Rohmer, F. Zeltner**
1981. 207 figures. XII, 134 pages
Cloth DM 128,-. ISBN 3-540-10398-8
Distribution rights for Japan: Igaku Shoin, Tokyo

Ultraschall im Kopf-Hals-Bereich

Herausgeber: **W. J. Mann**
1984. 142 Abbildungen. Etwa 250 Seiten
Gebunden DM 98,-. ISBN 3-540-12658-9

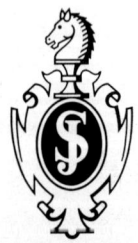

Springer-Verlag
Berlin
Heidelberg
New York
Tokyo

F. S. Weill

Ultraschalldiagnostik in der Gastroenterologie

Übersetzt aus dem Französischen von J. Seidel
1981. 559 Abbildungen. X, 542 Seiten
Gebunden DM 128,-. ISBN 3-540-10613-8